DER GEDÄCHTNISTRAINER

ÜBER DEN AUTOR

Dr. Gareth Moore feiert international Erfolge mit seinen Büchern zum Trainieren des Gehirns und seinen Rätselbüchern für Jung und Alt. Zu seinen Büchern zählen *Workout fürs Gehirn, Das Kunst-Rätsel-Buch, Gehirn-Jogging für Kinder* und *Pocket Rätsel: Sherlock Holmes.* Allein in Großbritannien haben sich seine Bücher mehr als eine Million Mal verkauft und sie wurden in über 30 Sprachen übersetzt. Dr. Moore ist auch der Schöpfer der Webseite BrainedUp.com, auf der man sein Gehirn online trainieren kann, außerdem betreibt er die Webseite PuzzleMix.com, auf der täglich neue Denksportaufgaben gestellt werden.

GARETH MOORE

DER
GEDÄCHTNISTRAINER

In 40 Tagen zum Mega-Gedächtnis

Aus dem Englischen von
Matthias Schulz

Anaconda

Titel der englischen Originalausgabe:
Memory Coach. Train and Sustain a Mega-Memory in 40 Days
All Rights Reserved

Lizenzausgabe mit freundlicher Genehmigung
Copyright © Michael O'Mara Books Limited 2019
Puzzles and solutions copyright © Gareth Moore 2019
Images from Shutterstock.com
First published in Great Britain in 2019 by
Michael O'Mara Books Limited

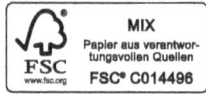

Penguin Random House Verlagsgruppe FSC® N001967

Die Deutsche Nationalbibliothek verzeichnet diese Publikation in der
Deutschen Nationalbibliographie; detaillierte bibliographische Daten
sind im Internet unter http://dnb.d-nb.de abrufbar.

© dieser Ausgabe 2021 by Anaconda Verlag, einem Unternehmen der
Penguin Random House Verlagsgruppe GmbH, Neumarkter Straße 28, 81673 München
Alle Rechte vorbehalten.
Umschlagillustration: shutterstock.com / Betelejze
Umschlaggestaltung: www.katjaholst.de
Satz und Layout: Achim Münster, Overath
Druck und Bindung: GGP Media GmbH, Pößneck
ISBN 978-3-7306-0952-1
www.anacondaverlag.de

INHALT

EINFÜHRUNG

Willkommen bei *Der Gedächtnistrainer – In 40 Tagen zum Mega-Gedächtnis.* Lesen Sie jeden Tag ein paar Seiten und absolvieren Sie die zwei, drei Übungen, die für den jeweiligen Tag vorgesehen sind. Innerhalb von nicht einmal anderthalb Monaten werden Sie erleben, wie sich Ihre geistigen Fähigkeiten spürbar verbessern.

Das Gedächtnis ist ein zentraler Punkt für alles, was uns ausmacht. Ohne ein funktionierendes Gedächtnis wüssten wir nicht, wer wir sind, wo wir sind und was wir sind. Wir könnten nichts für die Zukunft planen, hätten keine Erinnerung an die Vergangenheit und könnten keinen zusammenhängenden Gedanken bilden. Wenn das Gedächtnis also die Essenz von uns ist, warum schenken wir ihm dann so wenig Beachtung?

Es kann unser Leben bereichern, wenn wir lernen, wie wir unser Erinnerungsvermögen besser nutzen. In diesem Programm führe ich Sie durch einen simplen Prozess, der Ihnen schrittweise genau dabei hilft. Ich arbeite mit brandaktuellen wissenschaftlichen Erkenntnissen sowie mit bewährten Methoden aus vielen meiner früheren Bücher und zeige Ihnen, wie selbst einfache kleine Schritte an sehr vielen Stellen etwas Positives bewirken können, von dem Sie den Rest Ihres Lebens zehren können.

Dieses Buch enthält eine Reihe speziell entwickelter Gedächtnisspiele, sodass Sie viele der hier beschriebenen Techniken sofort anwenden können. Und selbstverständlich müssen die 40 Tage, die Sie mit diesem Buch verbringen sollten, nicht an einem Stück absolviert werden. Sie dürfen den Zeitrahmen selbstverständlich strecken und an Ihre persönliche Situation anpassen. Gerade im hinteren Teil des Buchs sind ohnehin einige Aktivitäten dabei, die möglicherweise mehr als einen Tag in Anspruch nehmen werden.

Haben Sie den Hauptteil des Buchs geschafft, finden Sie zum Schluss noch einige weitere Gedächtnisübungen.

ERINNERN
LERNEN

+ Benutzen Sie Ihr Gedächtnis! Allein dadurch stärken Sie es bereits.

+ Heutzutage merken wir uns nur noch selten Dinge vorsätzlich.

+ Wir alle verfügen grundsätzlich über dieselben Fähigkeiten, was das Langzeitgedächtnis angeht.

WAS?

Ihr Gedächtnis ist furchtbar schlecht, sagen Sie? Trotzdem ist Ihr Langzeitgedächtnis, also die Fähigkeit sich etwas zu merken und sich nach einem längeren Zeitraum noch daran zu erinnern, genauso gut oder schlecht wie bei jedem von uns. Es kommt immer darauf an, wie Sie es nutzen. Wenn Sie Ihr Langzeitgedächtnis nur selten bewusst in Anspruch nehmen, dann nutzen Sie die Ihnen angeborenen Möglichkeiten auch nur zu einem Bruchteil.

WARUM?

Vor nicht allzu langer Zeit konnte der absolut größte Teil der Bevölkerung nicht schreiben, also mussten die Menschen sich damals alles merken – Erzählungen, Familiengeschichten, Geburtstage, Alter und vieles mehr. Heutzutage haben wir diese Aufgabe an unser Telefon, an unser Adressbuch und ähnliche »Helfer« delegiert. Das führt dazu, dass wir unser Erinnerungsvermögen deutlich seltener in Anspruch nehmen.

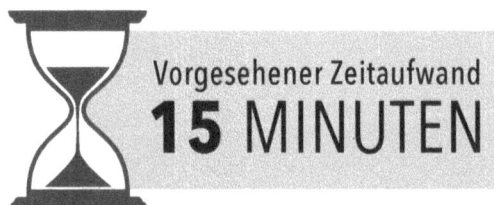

Vorgesehener Zeitaufwand
15 MINUTEN

TAG 1: ÜBUNG 1

Beginnen Sie mit diesen simplen Gedächtnisübungen. In den kommenden Tagen werden wir mit Variationen dieser Übungen arbeiten, sodass Sie einen Eindruck davon bekommen, wie sehr sich Ihr Erinnerungsvermögen durch das Trainieren verbessert hat.

Prägen Sie sich zunächst die folgenden Gegenstände ein.

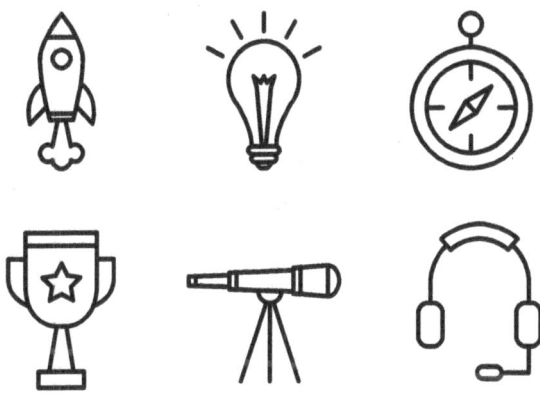

Decken Sie das Bild dann ab und nummerieren Sie die Bilder in der Reihenfolge von oben. Die 1 ist der erste Gegenstand in der oberen Reihe, daneben die 2 und so weiter bis zur 6, dem letzten Gegenstand unten rechts.

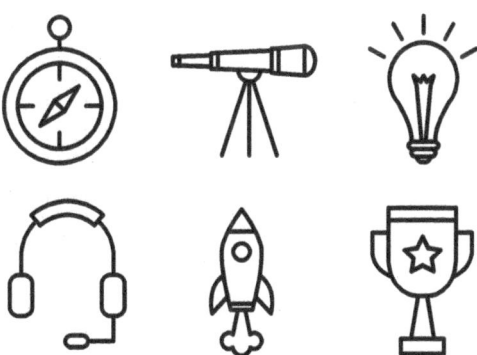

► ÜBUNGEN ◄

TAG 1: ÜBUNG 2

Jetzt dieselbe Übung noch einmal, aber mit Wörtern. Studieren Sie diese Wörter und wenn Sie sich sicher fühlen, decken Sie sie ab und lesen Sie unten weiter.

► Weltraum

► Elektrizität

► Zeit

► Fantasie

► Physik

► Schöpfung

Decken Sie Wörter oben ab, bevor Sie die nachfolgenden Wörter in der ursprünglichen Reihenfolge nummerieren, von 1 (ganz oben) bis 6 (ganz unten).

► Physik

► Zeit

► Elektrizität

► Fantasie

► Weltraum

► Schöpfung

TAG 1: ÜBUNG 3

Bei dieser Aufgabe ist jedes Symbol mit einem Wort verbunden. Sehen Sie sich die Symbole und die Wörter an und merken Sie sich die Paarungen. Wenn Sie soweit sind, decken Sie alles ab und versuchen Sie, zu den unten gezeigten Symbolen jeweils das ursprüngliche Wort zu schreiben. Die Liste der Begriffe wird vorgegeben.

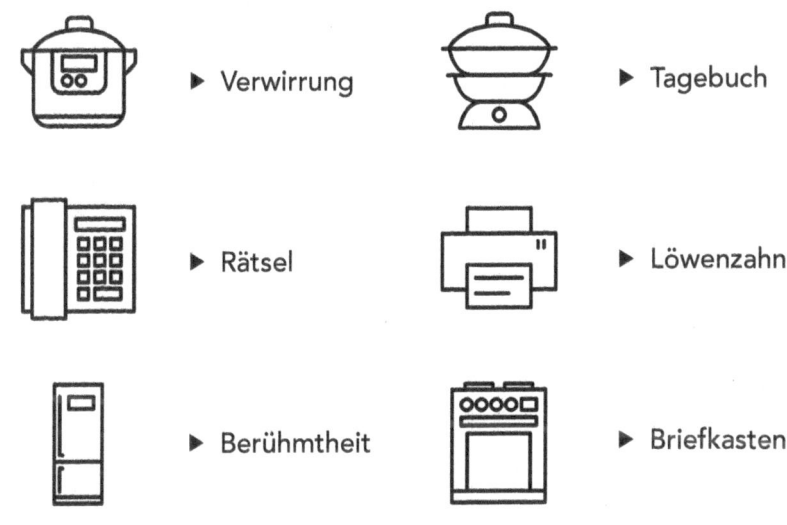

- ▶ Verwirrung
- ▶ Tagebuch
- ▶ Rätsel
- ▶ Löwenzahn
- ▶ Berühmtheit
- ▶ Briefkasten

Haben Sie den oberen Teil abgedeckt? Dann ordnen Sie nun jedes Wort dem korrekten Symbol zu:

▶ Berühmtheit; Briefkasten; Löwenzahn; Rätsel; Tagebuch; Verwirrung

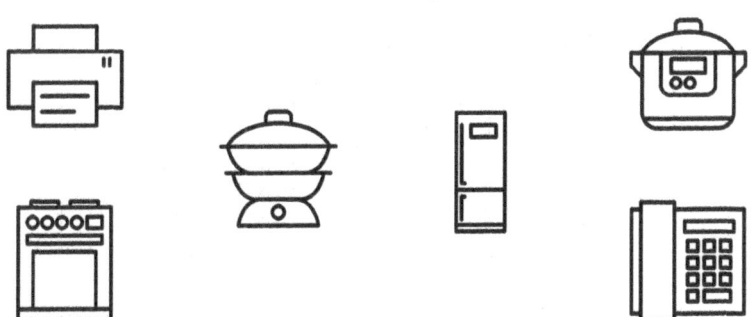

KURZZEIT-
GEDÄCHTNIS

+ Unser Kurzzeitgedächtnis hat nur Platz für 5 bis 7 Dinge.

+ Das Kurzzeitgedächtnis speichert Dinge für etwa 15 bis
  30 Sekunden ab.

+ Mit Gruppierungstechniken können Sie sich mehr merken.

WAS?

Mit dem Kurzzeitgedächtnis sind kurzlebige Informationen gemeint, die wir rasch wieder vergessen, sofern wir sie nicht ins Langzeitgedächtnis verschieben. Jemand gibt Ihnen seine E-Mail-Adresse und Sie haben sie 20 Sekunden später schon wieder vergessen? Das liegt daran, dass sie nur im Kurzzeitgedächtnis gelagert war.

WARUM?

Ohne Kurzzeitgedächtnis könnten Sie diesen Satz nicht lesen, denn am Satzende hätten Sie sonst alles bereits wieder vergessen. Dinge zu vergessen, mag auf den ersten Blick keine besonders nützliche Sache sein, aber wenn wir das nicht täten, wäre unser Gehirn schon bald mit Unmengen an nutzlosen Informationen überfrachtet. Deshalb werden die meisten Informationen aus dem Kurzzeitgedächtnis auch niemals ins Langzeitgedächtnis übertragen.

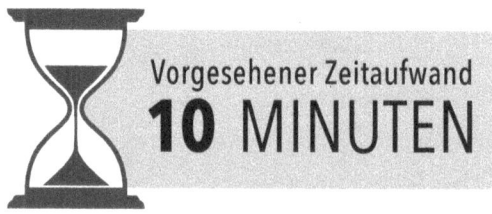

Vorgesehener Zeitaufwand
10 MINUTEN

TAG 2: ÜBUNG 1

Lesen Sie sich diese Zahlenreihe langsam durch, aber versuchen Sie dabei nicht bewusst, Sie auswendig zu lernen. Sobald Sie die letzte Zahl erreicht haben, schreiben Sie sie alle rasch – und natürlich, ohne nachzusehen – in der richtigen Reihenfolge nieder.

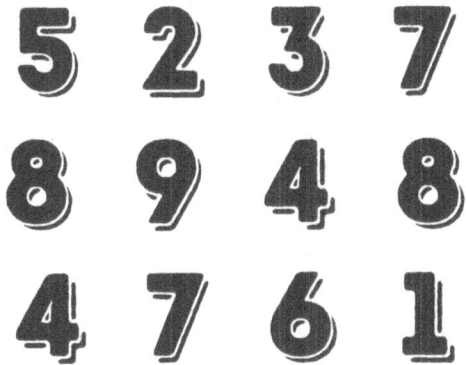

Wie haben Sie abgeschnitten? An wie viele Zahlen aus dieser Reihe konnten Sie sich erinnern?

TAG 2: ÜBUNG 2

Versuchen wir nun eine ähnliche Übung mit Smileys. Sehen Sie sich ein Smiley nach dem anderen an, ohne dabei bewusst zu versuchen, sie auswendig zu lernen. Legen Sie dann das Buch weg und versuchen Sie, die Smileys auf einem Stück Papier nachzuzeichnen.

WIE HABEN SIE ABGESCHNITTEN?

Haben Sie sich fünf bis sieben Zahlen merken können? Aber es ist Ihnen schwerer gefallen, sich an ähnlich viele Smileys zu erinnern? Wie viele Zahlen Sie sich merken konnten, lässt erste Rückschlüsse darauf zu, wie groß Ihr Kurzzeitgedächtnis ist. Sie können lernen, Ihr Kurzzeitgedächtnis besser zu nutzen, und sich auf diese Weise kurzfristig mehr merken, aber die Gesamtmenge an Dingen, die Sie sich merken können, beeinflussen Sie auf diese Weise nicht. Anders sieht es bei den Langzeit-Erinnerungen aus, die Sie deutlich länger als 30 Sekunden behalten. Da scheint der Speicherplatz im Grunde unbegrenzt zu sein.

Vermutlich haben Sie an jede Zahl einzeln gedacht, während die Gesichter komplexer waren und Sie beispielsweise bei dem einen in der unteren Reihe gedacht haben: »Streckt die Zunge raus und zwinkert mit dem linken Auge.« In diesem Fall haben Sie möglicherweise zwei »Plätze« im Kurzzeitgedächtnis belegt, was es schwieriger macht, sich genauso viele Gesichter wie Zahlen zu merken. Einer der zentralen Aspekte der Gedächtnistechniken, die wir in diesem Buch ansprechen werden, besteht darin, mehrere Gedanken zu einem einzelnen »Erinnerungsbündel« zu schnüren.

MEHRERE SINNE

Unser Kurzzeitgedächtnis scheint je nach Sinn anders zu funktionieren. Das bedeutet, wir erinnern uns gleichzeitig vielleicht kurz an etwas, das wir gerochen haben, an einige Dinge, die wir gesehen haben, und dazu an einige Fakten, die wir uns merken wollten. Schon bald werden sie alle aus unserem Kurzzeitgedächtnis gelöscht sein. Sie werden leider feststellen, dass Sie nicht gleichzeitig die Gesichter und die Zahlen auf der vorigen Seite durchsehen können. Das funktioniert nicht und wahrscheinlich werden Sie feststellen, dass Sie sich sowohl die Zahlen als auch die Gesichter mit Wörtern beschreiben werden.

TAG 2: ÜBUNG 3

Lesen Sie sich auch diese Zahlenreihe sehr langsam durch und ohne die Absicht, die Zahlen auswendig zu lernen. Gruppieren Sie dabei dieses Mal die Zahlen. Lesen Sie also die ersten beiden Zahlen nicht als 1 und 5, sondern als 15. Versuchen Sie anschließend, so viele wie möglich aufzuschreiben, ohne sich die Vorlage noch einmal anzusehen.

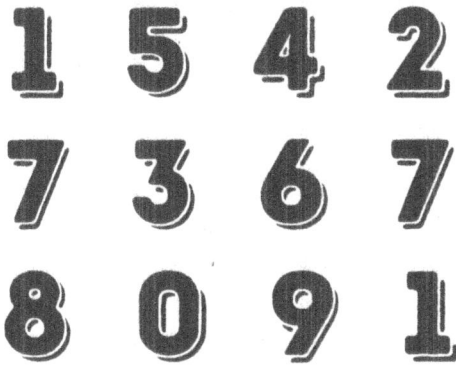

Wie haben Sie abgeschnitten? Hat Ihnen das dabei geholfen, sich mehr Zahlen zu merken (und sei es auch nur eine einzige mehr)? Falls nicht, ist das auch nicht schlimm, denn diese Techniken muss man üben. Und manchen Menschen will es auch schlichtweg nicht gelingen, mehrstellige Zahlen wie 42 in einen einzigen Speicherplatz zu quetschen, egal wie sehr sie sich dabei anstrengen.

DAS KURZZEITGEDÄCHTNIS VERWENDEN

Wir nutzen das Kurzzeitgedächtnis, um einen Gedanken im Kopf zu behalten, wir brauchen es also beispielsweise, um an einem Gespräch teilnehmen zu können, um ein Argument zu formulieren oder darüber nachzudenken, was wir als nächstes tun wollen. Alles, was über die unmittelbarsten Gedanken und Erinnerungen hinausgeht, müssen wir allerdings aus dem Kurzzeitgedächtnis in unser Langzeitgedächtnis verschieben. Aus diesem Grund konzentrieren wir uns im Rest des Buchs auch größtenteils auf das Langzeitgedächtnis.

LANGZEIT-
GEDÄCHTNIS

+ Langzeiterinnerungen können wir länger als eine Minute abrufen.

+ Es gibt keine zeitliche Begrenzung dafür, wie lange wir uns an sie erinnern können.

+ Die meisten Langzeiterinnerungen verblassen mit der Zeit.

WAS?

Alles, woran wir uns langfristig erinnern wollen, müssen wir in unser Langzeitgedächtnis verschieben. Wenn wir uns etwas merken wollen, muss es unser Ziel sein, diese Erinnerung in unser Langzeitgedächtnis zu übertragen. Gespeichert werden diese Erinnerungen, indem unser Gehirn Veränderungen vornimmt.

WARUM?

Wüssten wir nicht mehr, was wir gestern oder auch nur vor wenigen Minuten getan haben, wäre ein normales Leben überhaupt nicht möglich. Unsere Erinnerungen machen uns zu dem, was wir sind, und ohne Erinnerungen wären wir nur noch eine leere Hülle unserer Selbst. Im Laufe unseres Lebens sammeln sich Langzeiterinnerungen an, ohne dass wir dafür bewusste Anstrengungen unternehmen müssten. Andere Erinnerungen dagegen – Aufzählungen von Fakten beispielsweise – müssen wir uns normalerweise mit deutlich mehr Mühe aneignen.

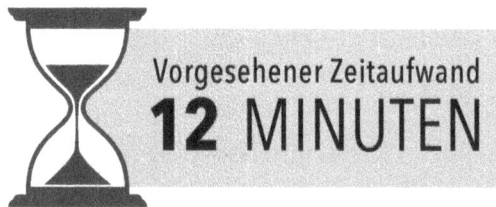

Vorgesehener Zeitaufwand
12 MINUTEN

WAS MERKEN WIR UNS?

Wir merken uns alle möglichen Dinge: Wir merken uns, wo wir waren, was wir gegessen haben, wen wir heute, gestern und vielleicht sogar auch letzte Woche getroffen haben. Je ungewöhnlicher das Ereignis, desto größer die Wahrscheinlichkeit, dass wir uns daran erinnern.

Wir erinnern uns an Gerüche, wir erinnern uns an Anblicke, manchmal erinnern wir uns sogar an Berührungen. Wir erinnern uns an Gefühle und wie wir uns während wichtiger Augenblicke unseres Lebens gefühlt haben.

Erinnerungen werden zunächst durch chemische Veränderungen im Gehirn gespeichert und anschließend zu handfesteren physischen Veränderungen umgeformt. Abgelegt werden sie als kleine, getrennte Fakten über Augenblicke in unserem Leben. Sie stehen in Beziehung zueinander, eine Erinnerung an eine Rose kann also einen Duft auslösen, eine Farbe oder einen Ort und dann eine Person, ein Ereignis oder etwas anderes. Je stärker eine Erinnerung mit anderen Erinnerungen verknüpft ist, desto leichter können wir sie uns ins Gedächtnis rufen. Deshalb brechen manchmal alte Erinnerungen schlagartig über uns herein, wenn sie von einem anderen Gedanken oder einer Erfahrung ausgelöst wurden. Und weil einzelne Erinnerungen sehr spezifisch sind, ist das, was wir für eine einzige Erinnerung halten, in Wirklichkeit häufig eine ganze Reihe miteinander verknüpfter Erinnerungen.

Die meisten Erinnerungen verblassen mit der Zeit, sofern wir sie nicht erneut ins Gedächtnis holen und sie stärken. Das ist der Grund, weshalb wir etwa von einem Thema, über das wir früher in der Schule bestens Bescheid wussten, praktisch alles vergessen haben, weil wir das Thema in unserem späteren Leben nicht mehr aktiviert haben.

Erinnerungen verschieben sich zudem mit der Zeit und reale Erinnerungen können sich mit falschen Erinnerungen vermischen und mit Dingen, die wir zu einem späteren Zeitpunkt gehört oder gesehen haben. Unsere Erinnerungen sind deutlich fehlbarer, als wir meinen.

TAG 3: ÜBUNG 1

Beim Langzeitgedächtnis geht es um deutlich mehr als darum, Fakten zu lernen, aber es ist eine nützliche Sache, sich etwas, das wir uns später wieder in Erinnerung rufen wollen, bewusst merken zu können. Machen Sie die Übungen auf diesen Seiten, damit Sie abschätzen können, wie es hier und jetzt um Ihr Langzeitgedächtnis bestellt ist.

Lesen Sie sich diese Liste von Gewinnern des Booker Prize durch, decken Sie sie dann ab und überprüfen Sie weiter unten, an wie viele Titel Sie sich erinnern können.

> ▶ 1980: Äquatortaufe von William Golding

> ▶ 1981: Mitternachtskinder von Salman Rushdie

> ▶ 1982: Schindlers Liste von Thomas Keneally

> ▶ 1983: Leben und Zeit des Michael K von J.M. Coetzee

> ▶ 1984: Hotel du Lac von Anita Brookner

Ergänzen Sie nun die fehlenden Informationen:

▶ 1980 _____ von William Golding

▶ 1981 _____ von Salman Rushdie

▶ 1982 _____ von Thomas Keneally

▶ 1983 _____ von J.M. Coetzee

▶ 1984 _____ von Anita Brookner

TAG 3: ÜBUNG 2

Erinnern Sie sich noch an irgendwelche Informationen aus den Übungen von Tag 1? Vermutlich nicht, außer Sie haben sehr viel Zeit mit dem Auswendiglernen verbracht, denn ansonsten war es kein besonders erinnernswertes Ereignis und Ihr Gehirn wird sich vermutlich gedacht haben, dass die Informationen kein langfristiges Abspeichern lohnen.

Füllen Sie die Erinnerungsübungen aus und überprüfen Sie, was Sie im Gedächtnis behalten haben.

▶ In welcher Reihenfolge standen diese Bilder ursprünglich?

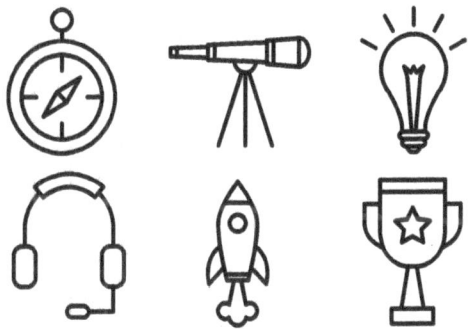

▶ In welcher Reihenfolge standen diese Begriffe ursprünglich?
Physik; Zeit; Elektrizität; Fantasie; Weltraum; Schöpfung

▶ Welcher Begriff hing mit welchem Bild zusammen?
Berühmtheit; Briefkasten; Löwenzahn; Rätsel; Tagebuch; Verwirrung

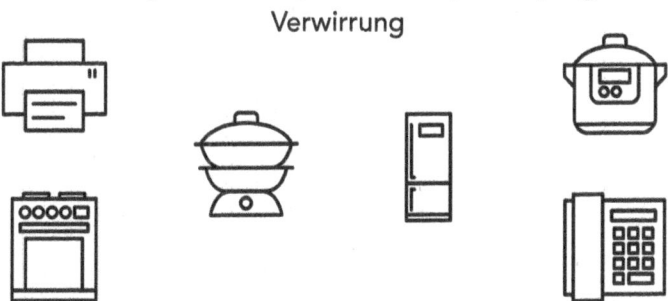

TAG 4 PROZEDURALES GEDÄCHTNIS

+ Einige Langzeiterinnerungen ermöglichen es uns, Prozesse zu automatisieren.

+ Für bestimmte motorische Abläufe müssen wir uns mit der Zeit immer weniger anstrengen.

+ Derartige Erinnerungen nennt man prozedurale Erinnerungen.

WAS?

Wenn wir lernen, wie man geht, ein Fahrrad fährt, schwimmt oder ein Auto steuert, ist anfangs beträchtliche Konzentration erforderlich. Mit der Zeit erfordern diese Aufgaben jedoch immer weniger Aufmerksamkeit, denn unser prozedurales Gedächtnis lernt, diese erlernten Fähigkeiten zu wiederholen, ohne dabei unsere bewusste Aufmerksamkeit in Anspruch zu nehmen. Über längere Zeiträume hinweg können diese Fähigkeiten immer besser werden.

WARUM?

Müssten wir Tag für Tag aufs Neue simpelste Abläufe durchdenken, würden wir niemals sonderlich viel schaffen. Also lernen wir, derartige Dinge zu automatisieren. Ohne diese Fähigkeit würde es uns schwerfallen, in irgendetwas besser zu werden, weil wir uns allein schon auf die simpelsten Dinge viel zu sehr konzentrieren müssten.

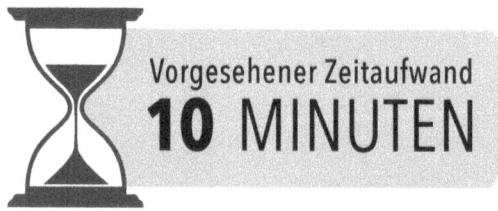

Vorgesehener Zeitaufwand
10 MINUTEN

TAG 4: ÜBUNG 1

Wenn Sie Ihr prozedurales Gedächtnis auf die Probe stellen wollen, bieten sich unterschiedliche Aktivitäten an, aber vom Prinzip her handelt es sich nicht um Übungen, die sich innerhalb eines einzigen Tages absolvieren lassen.

Ich möchte Ihnen aber demonstrieren, wie mächtig unser prozedurales Gedächtnis sein kann. Dazu bitte ich Sie, eine der folgenden Fähigkeiten zu erlernen (Sie werden doch wohl hoffentlich nicht alle davon bereits beherrschen, oder?!):

► Jonglieren. Üben Sie eine Woche lang täglich und mit einigem Geschick können Sie dann möglicherweise bereits drei Bälle in der Luft halten.

► Lernen Sie die Methode des »Bogenmischens«, bei der die beiden Hälften eines Satzes Spielkarten gemischt werden.

► Lernen Sie Cocktailshaker herumzuwirbeln wie ein Barkeeper.

► Lernen Sie ein paar einfache Akkorde auf der Gitarre.

► Lernen Sie ein paar simple Kartentricks.

► Lernen Sie, mit der »falschen« Hand zu schreiben oder zu zeichnen.

► Lernen Sie, Fahrrad zu fahren.

► Lernen Sie schwimmen oder einen neuen Schwimmstil.

► Verbessern Sie Ihre Fähigkeit, beim Basketball einen Korb zu werfen.

► Lernen Sie das Zehn-Finger-System für die Tastatur.

► Lernen Sie ein paar einfache Federstriche aus der Kalligrafie.

TAG 4: ÜBUNG 2A

Bedecken Sie die rechte Seite. Testen Sie dann Ihr Erinnerungsvermögen, indem Sie die folgende Anordnung von Blumen studieren.

Sehen Sie sich die Blumen maximal eine Minute lang an, decken Sie sie dann ab und bearbeiten Sie die Frage auf der anderen Seite.

TAG 4: ÜBUNG 2B

Die Blumen auf der linken Seite sind abgedeckt? Gut. Hier sehen Sie einige, aber nicht alle dieser Pflanzen, allerdings in einer anderen Reihenfolge. Wenn Sie bereit sind, drehen Sie die Seite so, dass die Bilder in dieselbe Richtung zeigen wie auf der gegenüberliegenden Seite. Markieren Sie die Blumen, die nicht auf der ursprünglichen Seite waren.

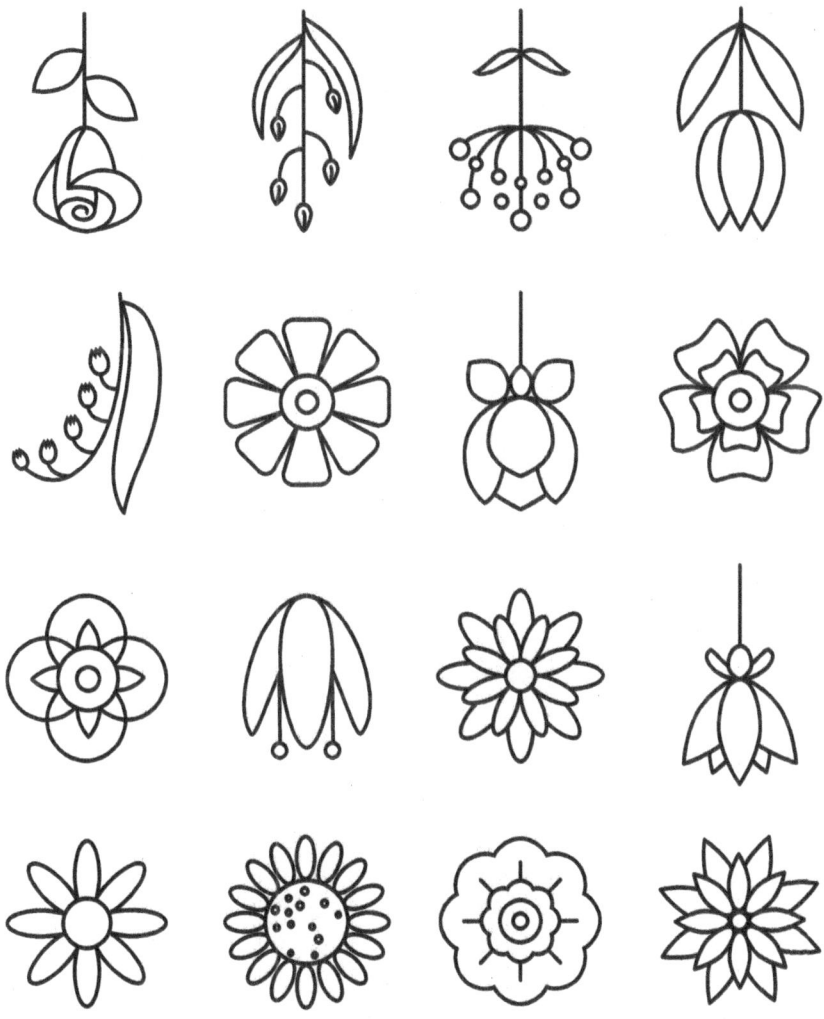

ALLTAGS-GEDÄCHTNIS

+ Nutzen Sie Ihre Erinnerungsfähigkeiten öfter, um sie zu verbessern.

+ Versuchen Sie Dinge, die Sie normalerweise niederschreiben, im Gedächtnis zu behalten.

+ Überprüfen Sie später, woran Sie sich noch erinnern.

WAS?

Die meisten von uns unternehmen nur selten bewusste Anstrengungen, um, abseits von Prüfungen in Schule oder Beruf, Dinge bewusst auswendig zu lernen. Häufig bedeutet das, dass wir nur ein begrenztes Verständnis davon haben, was etwas erinnernswert macht oder wie wir absichtlich etwas im Gedächtnis abspeichern können.

WARUM?

Wie bei allen Fähigkeiten gilt auch hier: Übung macht den Meister. Je mehr Sie versuchen, sich außerhalb spezieller Gelegenheiten wie etwa Prüfungssituationen beiläufig Dinge zu merken, desto besser werden Sie darin. Die in diesem Buch vorgestellten Methoden werden möglicherweise die ersten Male beträchtliche bewusste Anstrengungen erfordern, aber mit der Zeit werden sie Ihnen in Fleisch und Blut übergehen.

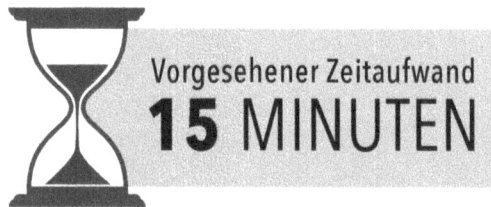

Vorgesehener Zeitaufwand
15 MINUTEN

TRAINIEREN SIE IHR GEDÄCHTNIS

Lernen Sie vor dem nächsten Einkauf Ihren Einkaufszettel auswendig. Sie können die Dinge ja trotzdem aufschreiben, aber nutzen die Liste als Hilfe in der Not und nicht als Krücke.

Einige Dinge sollten wir nicht schriftlich festhalten, sondern wirklich nur im Gedächtnis abspeichern, etwa die Geheimzahl für den Geldautomaten oder das Online-Banking. Wenn Sie gerade erst beginnen, sich diese Dinge zu merken, können Sie auch klein anfangen: Merken Sie sich einen kleinen Teil des Passworts, den Sie dann mit dem niedergeschriebenen Rest des Passworts kombinieren. Sie könnten sich etwa für eine ungewöhnliche Buchstabenfolge entscheiden (beispielsweise »pzrg« oder etwas in der Art), die Sie dann ans Ende dessen hängen, was Sie bereits aufgeschrieben haben. Selbst wenn also jemand Ihre Passwortliste in die Hände bekommt, kann er damit nichts anfangen.

NOTFALLKONTAKTE

Haben Sie die Telefonnummern von Familie und Freunden im Kopf oder sind die Nummern im Telefon, Adressbuch oder Computer abgespeichert? Sollten Sie irgendwann einmal ohne all Ihre »Gedächtnisstützen« dastehen, würden Sie dann alle Telefonnummern, die Sie benötigen, parat haben? Falls nicht, wäre es empfehlenswert, diese Nummern auswendig zu lernen. Sie könnten auch die E-Mail-Adressen, Anschriften, Geburtstage und andere Eckdaten von wichtigen Menschen in Ihrem Leben auswendig lernen. Man weiß nie, wann man diese Informationen benötigt, und es ist ein gutes Training für Ihre Fähigkeiten im Auswendiglernen.

Beim Auswendiglernen geht es um mehr als nur eine einmalige Anstrengung. Wenn Sie ein paar Telefonnummern memoriert haben, sollten Sie sich später auch auf die Probe stellen. Können Sie sie in einigen Stunden noch fehlerfrei aufschreiben? Und wie steht es morgen oder nächste Woche? Regelmäßiges Testen und Überprüfen wird dazu beitragen, sich Sachen besser einzuprägen.

TAG 5: ÜBUNG 1

Wie gut können Sie sich diese Geheimzahlen merken?

Sehen Sie sich die nachstehenden Zahlen einige Minuten lang an und beantworten Sie dann die folgenden Fragen.

BANK: 1983

SPORT: 7382

BÜRO: 4810

SAFE: 2284

Sind Sie bereit? Dann decken Sie die Zahlen und die dazugehörigen Angaben ab und versuchen Sie, die vier Geheimzahlen korrekt zuzuordnen.

▶ Büro: _ _ _ _   ▶ Bank: _ _ _ _

▶ Safe: _ _ _ _   ▶ Sport: _ _ _ _

TAG 5: ÜBUNG 2

Hier sind einige fiktive Passwörter. Sehen Sie sich die Passwörter an und versuchen Sie sich zu merken, welches Passwort zu welchem Konto gehört. Wenn Sie sich sicher fühlen, lesen Sie unten weiter.

E-MAIL: LETMEINPLEASE

FOTOS: MONKEYLOGIN

BANK: QWERTY123

KALENDER: DRAGON

AUFGABENLISTE: QAZWSX

SPIELE: ADMIN123456

Sind Sie bereit? Dann decken Sie Konten und Passwörter ab und versuchen Sie, sich an möglichst viele Passwörter zu erinnern.

▶ Bank: _____ ▶ Kalender: _____

▶ Aufgabenliste: _____ ▶ Spiele: _____

▶ Fotos: _____ ▶ E-Mail: _____

DEN FADEN NICHT VERLIEREN

+ Erinnerungsvermögen und Intelligenz hängen zusammen.

+ Es ist wichtig, seine Gedanken gut im Blick zu behalten.

+ Sie sollten möglichst nicht vergessen, was Sie sagen wollten oder worüber Sie gerade nachgedacht haben.

WAS?

Sie führen gerade eine Unterhaltung und wollen etwas einwerfen, warten aber höflich auf eine Pause im Gespräch, um dann Ihren Gedanken äußern zu können. Als sich endlich eine Lücke auftut, ist Ihr brillanter Gedanke verschwunden und Sie können sich beim besten Willen nicht mehr daran erinnern. Oder Sie sind unterwegs und haben eine großartige Idee, können sie sich aber später nicht mehr in Erinnerung rufen.

WARUM?

Dass man gelegentlich den Faden verliert, ist völlig normal und geschieht beispielsweise, wenn man abgelenkt ist. Aber was, wenn Sie einen Gedanken unbedingt in Erinnerung behalten wollen? Dann sollten Sie versuchen, diesen Gedanken mit etwas zu verknüpfen, was Sie vermutlich nicht so leicht vergessen werden. Auf diese Weise können Sie sich den Gedanken später wieder ins Gedächtnis rufen. Das zwingt Sie, sich darauf zu konzentrieren, und verstärkt die Erinnerung.

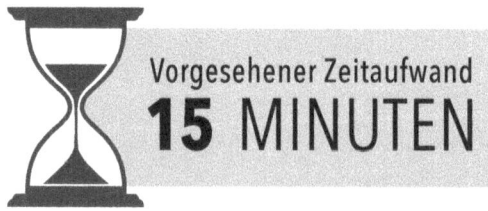

Vorgesehener Zeitaufwand
15 MINUTEN

FOKUSSIERT DENKEN

Damit Sie bei Ihren Gedanken – oder einem Gespräch – nicht den Faden verlieren, müssen Sie aufmerksam bleiben und in Erinnerung behalten, was Sie bis zu diesem Zeitpunkt gedacht hatten beziehungsweise was bislang gesagt wurde. Auf diese Weise sind Ihre Erinnerungsfähigkeiten eng mit Ihrer Grundintelligenz verknüpft, denn wer Probleme mit diesen Aufgaben hat, wird sich bei komplexen, zusammenhängenden Gedanken noch deutlich schwerer tun. Es gibt mehrere Methoden, den Faden nicht zu verlieren:

▶ Seien Sie aufmerksam. Vermeiden Sie Ablenkungen und versuchen Sie, sich zu konzentrieren.

▶ Wiederholen Sie Punkte, die Sie in Erinnerung behalten wollen. Idealerweise tun Sie das, indem Sie sie anders formulieren.

▶ Überlegen Sie sich Wege, wie Sie etwas, was Sie vergessen könnten, mit etwas verknüpfen, das Sie wahrscheinlich nicht vergessen werden.

Wir sehen uns die einzelnen Punkte später noch einmal ausführlicher an, aber letztlich laufen sie alle auf das eine hinaus: Vermitteln Sie Ihrem Gehirn, dass es sich um einen wichtigen Punkt handelt, und denken Sie an etwas Spezielles, das es Ihnen später erleichtern wird, sich die Erinnerung wieder ins Gedächtnis zu rufen.

Im Gespräch kann es knifflig sein, diese Fähigkeiten einzusetzen. Sie wollen sich schließlich nicht darauf konzentrieren, etwas in Erinnerung zu behalten, und dabei den Anschluss an die Konversation verpassen. Aber mit ein wenig Übung werden Sie dennoch schon bald feststellen, dass es Ihnen leichter fällt, den Faden nicht zu verlieren.

Selbst eine leichte Steigerung Ihrer Fähigkeiten kann Ihnen in vielen Situationen des Lebens helfen. Mehr noch: Wenn es Sie bislang gestresst hat, dass Sie in Gesprächen so oft den Anschluss verlieren, können Ihre neue Fähigkeiten diesen Stress lindern und Ihnen helfen, ungezwungener Konversation zu betreiben.

TAG 6: ÜBUNG 1

Decken Sie die untere Hälfte der Seite ab. Konzentrieren Sie sich und versuchen Sie, sich die Anordnung der Formen einzuprägen. Wenn Sie bereit sind, lesen Sie unten weiter.

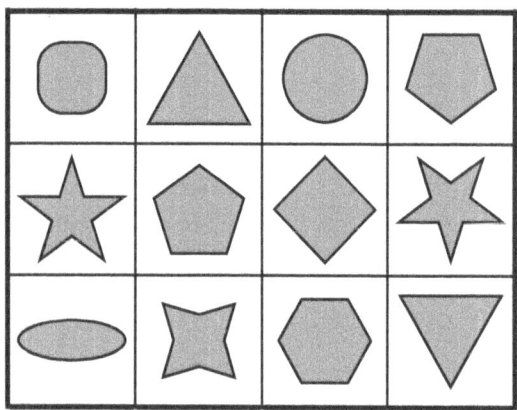

Decken Sie nun die obere Hälfte der Seite ab. Das Raster enthält einige derselben Formen wie oben, während andere fehlen. Können Sie die fehlenden Formen korrekt ergänzen?

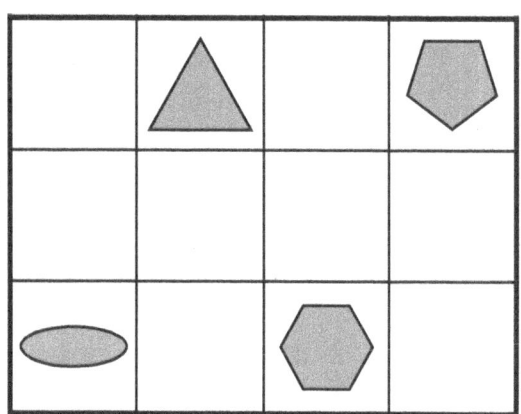

TAG 6: ÜBUNG 2

Sehen Sie sich die folgende Liste walisischer Städte an. Sie sind nach dem Zufallsprinzip angeordnet. Wenn Sie glauben, sich die Reihenfolge eingeprägt zu haben, decken Sie die Liste ab und versuchen Sie, neben jede Stadt die korrekte Positionsnummer zu schreiben. Achtung: Die Reihenfolge der Städte hat sich geändert!

► 1: Cardiff

► 2: Newport

► 3: Harlech

► 4: Tenby

► 5: Swansea

► 6: Aberystwyth

► 7: Wrexham

► 8: Cardigan

► 9: Abergavenny

► 10: Caerphilly

Decken Sie den oberen Teil ab und schreiben Sie neben jede Stadt die korrekte Positionsnummer aus der obigen Liste. Die Reihenfolge ist anders als zuvor.

► Cardigan

► Tenby

► Wrexham

► Abergavenny

► Caerphilly

► Aberystwyth

► Harlech

► Cardiff

► Swansea

► Newport

TAG 7

GEFÜHLE UND EMOTIONEN

+ Unser Gehirn merkt sich das, was uns wichtig erscheint.

+ Besonders erinnerungswürdig sind Augenblicke mit starken Gefühlen.

+ Positive Gefühle können durch Lachen herbeigeführt werden.

WAS?

Sie kennen das bestimmt: Sie wissen noch ganz genau, wo Sie gerade waren, als Sie von einer großen Tragödie erfuhren, einer schweren Naturkatastrophe oder einem Ereignis von globaler Bedeutung. Diese Augenblicke sind derart emotionsbehaftet, dass sie sich für den Rest unseres Lebens ins Gedächtnis brennen können.

WARUM?

Unser Gehirn wird sehr aufmerksam, wenn etwas von großer Bedeutung stattfindet. Die mächtigen Gefühle sorgen dafür, dass die Erinnerungen, die wir anlegen, ungewöhnlich stark sind. Glücklicherweise haben nicht nur Katastrophen eine derartige Wirkung, es funktioniert auch bei guten Nachrichten. Wenn Sie alt genug dafür sind, können Sie sich wahrscheinlich noch sehr gut daran erinnern, wo und wie Sie die erste Mondlandung miterlebt haben. Auch lustige Ereignisse können sich fest in unsere Erinnerung einprägen.

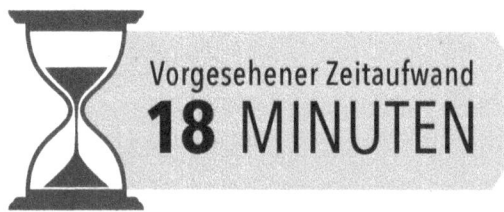

Vorgesehener Zeitaufwand
18 MINUTEN

SCHON KOMISCH

Lachen ist ein großartiger Weg, Stress abzubauen, und inzwischen wissen wir, dass es auch bestens dafür geeignet ist, Erinnerungen anzulegen. Echtes Lachen verschafft uns ein Wohlgefühl und eine positive Stimmung sorgt dafür, dass die Dinge, die wir zu diesem Zeitpunkt erleben, einprägsamer sind.

Nun ist nicht alles in unserem Leben ein Schenkelklopfer, aber dennoch können wir Humor dafür nutzen, Dinge besser im Gedächtnis zu behalten. Wer im Alltäglichen ein Auge für Lustiges hat, der gibt besser Acht und das ist ein wichtiger Teil des Merkens. Humor kann aber auch dabei helfen, Dinge interessanter zu machen, und von Natur aus sind es natürlich eher die interessanten Dinge, die wir uns merken.

Wenn Sie das nächste Mal versuchen, sich etwas zu merken, beispielsweise einen Einkaufszettel oder eine Liste anderer Dinge, dann suchen Sie nach albernen (und dadurch witzigen) Verbindungen. Nehmen wir an, Sie würden sich gerne die folgenden Dinge merken:

▶ Brot

▶ Seife

▶ Hähnchenfilet

▶ Äpfel

▶ Donuts

Anstatt eine Liste mit fünf unterschiedlichen Dingen auswendig zu lernen, überlegen Sie sich eine absurde Geschichte für diese Artikel. Das Brot wurde eingeseift, deshalb rutscht das Hähnchenfilet nun immer von der Scheibe Brot und landet so auf den Äpfeln, dass sie wie Donuts aussehen. Selbst wenn Sie diese Geschichte nicht im Mindesten amüsant finden, mussten Sie sich beim Ausdenken konzentrieren und das hilft Ihnen beim Erinnern.

TAG 7: ÜBUNG 1

Merken Sie sich die Liste der folgenden Gegenstände mithilfe lustiger oder alberner Verbindungen:

KOHL

KÄSEKUCHEN

KRAUTSALAT

KAROTTEN

KAFFEE

KICHERERBSEN

KÄSE

KAUGUMMI

KANDIS

Nehmen Sie sich so viel Zeit, wie Sie brauchen, um die Liste auswendig zu lernen, dann decken Sie sie ab. Schreiben Sie nun alle Artikel (oder möglichst viele) auf ein leeres Blatt Papier.

TAG 7: ÜBUNG 2

Sehen Sie sich die Liste der Kalauer an und versuchen Sie, innerhalb von zwei Minuten möglichst viele davon auswendig zu lernen. Wenn die Zeit um ist, decken Sie die Seite ab und versuchen Sie, möglichst viele der Kalauer aufzuschreiben.

► Wo machen Kühe Urlaub?
In Kuhba.

► Warum trinken Mäuse keinen Alkohol?
Sie haben Angst vor dem Kater.

► Was liegt am Strand und redet undeutlich?
Eine Nuschel.

► Was ist ein Keks unter einem Baum?
Ein schattiges Plätzchen.

► Eva fragt Adam im Paradies: »Adam liebst du mich noch?«
Adam: »Wen denn sonst?«

► Warum können Bienen so gut rechnen?
Weil sie sich den ganzen Tag mit Summen beschäftigen.

► Was ist braun, klebrig und läuft durch die Wüste?
Ein Karamel.

► Womit bezahlen Dinosaurier?
Mit Tyrannosaurus' Schecks.

Erzählen Sie diese Witze morgen einem Familienmitglied oder Freunden. An wie viele konnten Sie sich noch erinnern? (Witze, nicht Freunde)

VERSTÄRKEN VON ERINNERUNGEN

+ Wiederholung ist der Schlüssel zum Erfolg.

+ Wiederholen führt zu lebendigeren, stärkeren Erinnerungen.

+ Rufen Sie sich Dinge, die Sie lernen wollen, zu unterschiedlichen Zeiten wieder in Erinnerung.

WAS?

Wenn Sie Informationen in der Absicht studieren, sie zu lernen, verschwinden diese Informationen normalerweise rasch wieder aus dem Gedächtnis, sofern Sie Ihre Erinnerungen nicht verfestigen. Dazu rufen Sie diese Erinnerungen später erneut ab.

WARUM?

Vielleicht müssen Sie einen Text auswendig lernen, vielleicht auch einige Fakten. Vielleicht müssen Sie eine Präsentation halten oder Fragen zu einem Thema beantworten, mit dem Sie nicht vertraut sind. Beginnen Sie, indem Sie sich die Informationen durchlesen. Nach zehn Minuten, vielleicht auch noch nach einer Stunde, können Sie den Großteil abrufen, vielleicht sogar alles. Aber am Tag darauf? Eine Woche später? Aller Wahrscheinlichkeit nach verblassen die Erinnerungen rasch wieder, sofern Sie nichts dagegen unternehmen. Dazu wiederholen Sie eine verkürzte Form des ursprünglichen Lernprozesses.

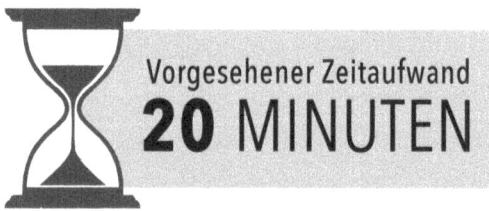

Vorgesehener Zeitaufwand
20 MINUTEN

WIEDERHOLEN, WIEDERHOLEN, WIEDERHOLEN

Indem Sie eine Erinnerung verstärken, erhöhen Sie die Haltbarkeit. Wenn Sie etwas lernen wollen, gehen Sie es eine Stunde später noch einmal durch, einige Stunden später, einen Tag, eine Woche oder sogar einen Monat später.

Die Vorstellung, etwas mehr als einmal lernen zu müssen, mag auf den ersten Blick entmutigend wirken, aber nur, wenn Sie sich das Lernmaterial das erste Mal ansehen, müssen Sie es wirklich ausführlich studieren. Nehmen Sie sich die Unterlagen später erneut vor, frischen Sie einfach Ihre Erinnerung auf – und nur die Teile, bei denen Sie feststellen, dass Sie sie vergessen haben, erfordern besondere Aufmerksamkeit.

INTERPRETIEREN SIE NEU!

Es ist keine besonders effiziente Lernmethode, eine Aneinanderreihung von Fakten wiederholt abzuarbeiten oder sich ein Lehrvideo dreimal in Folge anzusehen. Wenn Sie von dem, womit Sie sich befassen, bereits vieles wissen, leidet gerne einmal die Konzentration. Das können Sie vermeiden, indem Sie beispielsweise versuchen, sich das zu Lernende in einem frischen Kontext einzuprägen. Lesen Sie sich den Text zur Abwechslung einmal laut vor oder erstellen Sie eine schriftliche Zusammenfassung. Überraschend hilfreich ist es, laut das gerade Gelernte zu erklären – im Notfall auch sich selbst.

STELLEN SIE SICH AUF DIE PROBE

Machen Sie sich zu wichtigen Aspekten und Fakten Notizen. Formulieren Sie sie als Fragen, anhand derer Sie Ihren Wissensstand zu dem Thema überprüfen können. Durch die Formulierung als Frage lernen Sie die Fakten einfacher und Ihnen steht für die Zukunft eine Methode zur Verfügung, schnell zu überprüfen, ob Sie alles, was Sie lernen wollten, behalten haben. Gleichzeitig stellen Sie auf diese Weise besser fest, in welchen Bereichen Sie beim Lernen künftig mehr Anstrengungen unternehmen müssen.

TAG 8: ÜBUNG 1

Wie gut kennen Sie die Namen der Länder in Afrika? Die meisten Menschen können nur einige wenige, also warum lernen Sie nicht die Namen von 25 auswendig? Die anderen nehmen wir uns dann bei späteren Übungen vor. Auf dieser Seite gibt es zudem keine Erinnerungsübung, denn Sie werden sich später diese Liste vermutlich ohnehin noch einmal vorknöpfen müssen, um sie komplett auswendig zu lernen.

▶ Algerien

▶ Angola

▶ Benin

▶ Botsuana

▶ Burkina-Faso

▶ Burundi

▶ Kamerun

▶ Kapverden

▶ Zentralafrikanische
Republik

▶ Tschad

▶ Komoren

▶ Kongo (Demokratische
Republik)

▶ Dschibuti

▶ Ägypten

▶ Äquatorial-Guinea

▶ Eritrea

▶ Äthiopien

▶ Gabun

▶ Gambia

▶ Ghana

▶ Guinea

▶ Guinea-Bissau

▶ Elfenbeinküste

▶ Kenia

▶ Lesotho

TAG 8: ÜBUNG 2

Der Planet Saturn verfügt über zahlreiche Monde. Nicht alle davon tragen einen Namen, die sieben größten allerdings schon. Sie sind hier in absteigender Größe aufgeführt und in Klammern steht das Jahr, in dem dieser Mond zum ersten Mal von der Erde aus beobachtet wurde:

TITAN (1655)

RHEA (1672)

IAPETUS (1671)

DIONE (1684)

TETHYS (1684)

ENCELADUS (1789)

MIMAS (1789)

Sehen Sie sich die Liste der Monde an und versuchen Sie, sich die Namen aller sieben und das Jahr ihrer Entdeckung einzuprägen.

Nehmen Sie sich die Liste in einer Stunde erneut vor und dann morgen, übermorgen und in einigen Tage noch einmal. Hilft Ihnen das, sich die Namen zu merken?

NOTIZEN MACHEN

+ Notizen helfen Ihnen, das Gelernte im Gedächtnis zu behalten.

+ Notizen verbessern die Effektivität künftiger Wiederholungen.

+ Nutzen Sie Notizen, um Ihre Erinnerung an Gelerntes zu überprüfen.

WAS?

Notizen zu machen ist eine bewährte Methode, will man den Überblick behalten über eine Präsentation oder etwas Anderes, dessen Einzelheiten man sich später noch einmal vornehmen möchte. Aber wussten Sie auch, dass Sie Dinge, zu denen Sie sich Notizen machen, automatisch besser abspeichern können?

WARUM?

Wenn Sie etwas passiv lesen oder einfach nur zuhören, müssen Sie sich nicht besonders einbringen. Sobald Sie jedoch anfangen, sich Notizen zu machen, müssen Sie ständig aufmerksam sein. Um aus einer größeren Menge an Material die zentralen Punkte herauszufiltern, bedarf es einer geistigen Anstrengung. Indem Sie diese Mühe auf sich nehmen, teilen Sie Ihrem Gehirn mit, dass diese Dinge wichtig sind. Das wiederum ermuntert das Gehirn, das Niedergeschriebene ins Langzeitgedächtnis zu verschieben.

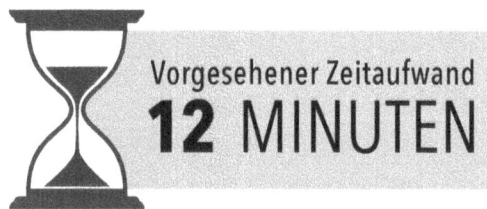

Vorgesehener Zeitaufwand
12 MINUTEN

WELCHE ART NOTIZEN?

Es kann etwas ganz Simples sein, beispielsweise können Sie Passagen in einem Buch anstreichen oder mit einem Textmarker markieren. Oder Sie schreiben Zitate aus einer Rede oder einer Präsentation mit. Auf diese Weise entsteht ein schriftliches Dokument, auf das Sie später direkt zurückgreifen können, aber nicht nur das: Je mehr Sie sich für das Erstellen der Notizen anstrengen müssen, desto besser werden sie Ihnen helfen, das Material im Gedächtnis abzuspeichern. Ein Beispiel: Wenn Sie einen Text abschreiben, ist das anstrengender, als ihn einfach zu unterstreichen. Deshalb werden Sie sich den abgeschriebenen Text voraussichtlich besser merken können.

Die Form des Materials zu ändern, kann ebenfalls helfen. Auf diese Weise zwingen Sie unterschiedliche Bereiche Ihres Gehirns zur Mitarbeit. Sie können beispielsweise für schriftliches Material gesprochene Notizen abspeichern oder Diagramme zeichnen, die Inhalte auf eine neue Weise aufbereiten.

ORGANISATION UND PROBEN

Wenn Sie Ihre Notizen in Abschnitte unterteilen, hilft das, die Inhalte besser zu verstehen und zu lernen. Erstellen Sie Verbindungen zwischen zusammenhängenden Konzepten, sind diese einprägsamer, weil die Erinnerungen miteinander verknüpft sind. Die Erinnerung verstärken Sie auch, indem Sie auf eine bestehende Grundlage aufsetzen und nicht völlig bei Null anfangen. Genau aus diesem Grund ist es auch wichtig, bei Einleitungen und Zusammenfassungen ganz besonders aufmerksam zu sein, selbst wenn der Inhalt an anderer Stelle wiederholt wird.

Notizen sind eine großartige Sache, wenn Sie Material einüben wollen oder wenn Sie Ihre Erinnerungen verstärken wollen, denn Sie beschleunigen die Aufgabe deutlich. So können Sie diese Übung regelmäßiger wiederholen.

TAG 9: ÜBUNG 1A

Lernen Sie die zentralen Fakten aus dem nachfolgenden Abschnitt. Machen Sie sich dazu Notizen.

 Vielen gilt Charles Babbage als der ›Vater des Computers‹. Zu einer Zeit, als es noch keine Elektronik gab, entwickelte er die erste mechanische Rechenmaschine. Seine ›Analytical Engine‹ konnte Lochkartenprogramme lesen, arithmetische Berechnungen anstellen und logikgestützte Entscheidungen treffen – ganz wie ein moderner Computer.

Leider war es Babbage nicht vergönnt, seine Maschine fertigzustellen. Um zu beweisen, dass das Konzept richtig war, baute er Versuchsmodelle, aber der Bau der eigentlichen Maschine war zu kostspielig. In späteren Zeiten wurde allerdings ein funktionsfähiges Modell der ebenfalls von Babbage entworfenen ›Differenzmaschine Nummer 2‹ gebaut. Zu bewundern ist das Gerät im Londoner Science Museum. Beim Bau wurden ausschließlich Techniken angewandt, die zu Lebzeiten Babbages zur Verfügung standen. Auf diese Weise widerlegten die Erbauer moderne Kritiker, die behauptet hatten, seine ausgeklügelten Entwürfe hätten mit der damaligen Technologie niemals umgesetzt werden können.

Babbage feierte im Verlauf seines Lebens noch viele Erfolge, bevor er 1871 im Alter von 79 Jahren starb. ◀◀

TAG 9: ÜBUNG 1B

Wie gut können Sie sich an die zentralen Fakten aus dieser Passage über Charles Babbage erinnern?

Decken Sie den Text ab, genauso all Ihre Notizen. Versuchen Sie nun, die folgenden Fragen zu beantworten:

► Was für eine Art Gerät hat er »zu einer Zeit, als es noch keine Elektronik gab«, dem Artikel zufolge gebaut?

► Wie programmierte man Babbages »Analytical Engine«?

► Welches andere Gerät, das Babbage entworfen hat, wird in dem Abschnitt erwähnt?

► Wo können Sie ein modernes, funktionierendes Modell von einer von Babbage erdachten Maschine bewundern?

► Welcher Beiname wird Babbage häufig gegeben?

► Wer wurde dem Text zufolge widerlegt?

► Welche Art von Entscheidungen konnte die Maschine treffen?

► In welchem Jahr ist Babbage gestorben?

► Wie alt war er, als er gestorben ist?

Hatten Sie Probleme mit einigen Antworten? Dann lesen Sie den Text noch einmal, überarbeiten Sie gegebenenfalls Ihre Aufzeichnungen und versuchen Sie in einer halben Stunde erneut, die Fragen zu beantworten.

TAG 10 ZUSAMMEN-FASSUNGEN

+ Um etwas zusammenfassen zu können, müssen Sie es zunächst einmal begreifen.

+ Um etwas zu begreifen, sind Sie gezwungen, sich zu konzentrieren.

+ Material noch einmal zu erklären, erhöht die Einprägsamkeit.

WAS?

Sich Notizen zu machen, ist häufig ein ganz simpler Vorgang: Schreiben Sie einfach die wesentlichen Punkte nieder. Deutlich mehr Gehirnschmalz wird benötigt, wenn es darum geht, die wesentlichen Punkte zusammenzufassen.

WARUM?

Wenn es darum geht, mehrere Informationen zu bündeln und in einer Zusammenfassung neu zu formulieren, muss sich das Gehirn auf das Ausgangsmaterial konzentrieren und es so gut lernen und in Erinnerung behalten, dass es die Informationen prägnant wiedergeben kann. Bei all diesen Schritten ist das Gehirn gezwungen, aufmerksam zu sein und das Material zu wiederholen. Beides hilft dem Erinnerungsvermögen. Doch damit nicht genug: Das Gehirn muss sich auch noch überlegen, wie es das Material auf eine andere Weise präsentiert. Zu diesem Zweck bildet es zusätzliche, verwandte Erinnerungen.

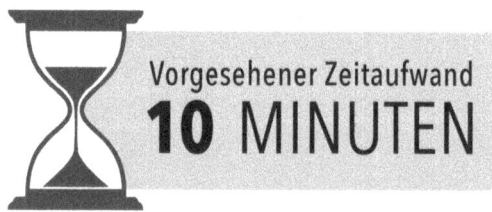

Vorgesehener Zeitaufwand
10 MINUTEN

STELLEN SIE IHR WISSEN UNTER BEWEIS

Sich Notizen zu machen, ist eine sehr gute Sache. Aber damit Sie Ihre Notizen auch zusammenfassen können, reicht es nicht aus, das Material aufgenommen zu haben – Sie müssen es auch verstehen. Material können Sie nur dann begreifen, wenn Sie ihm viel Aufmerksamkeit geschenkt haben. Allein, dass Sie imstande sind, eine Zusammenfassung zu erstellen, bedeutet bereits, dass Sie beträchtliche Anstrengungen unternommen haben, das Material einprägsam zu machen. Wenn Sie sich dann an die Arbeit machen, eine Zusammenfassung zu erstellen, bereiten Sie das Material, das Sie sich einprägen wollen, auf neue Weise auf.

Die Arbeit an einer Zusammenfassung kann die Verbindung zwischen den zentralen, im Zusammenhang stehenden Erinnerungen verstärken. Dadurch können Sie sich künftig diese Informationen leichter wieder ins Gedächtnis rufen. Ist Ihnen klar, wie Elemente eines Themas zusammenhängen, muss sich Ihr Gehirn mit weniger unzusammenhängenden Fakten herumplagen und besitzt ein deutlich stabileres Grundgerüst, um das herum es seine Erinnerungen bauen kann. Grundsätzlich gilt: Wenn Sie einen Teil einprägsamer machen, werden auch die anderen, damit verknüpften Teile einprägsamer.

SCHWACHSTELLEN AUFSPÜREN

Beim Versuch, eine Zusammenfassung zu erstellen, werden Sie möglicherweise an der einen oder anderen Stelle feststellen, dass Ihr Verständnis doch nicht so umfassend ist, wie Sie gedacht hatten. Diese Erkenntnis können Sie dazu nutzen, mehr über das Thema herauszufinden. Das neu gewonnene Wissen wird dann mit den bestehenden Erinnerungen abgespeichert und hilft Ihnen, eine umfassendere und stabilere Gesamterinnerung an das fragliche Thema zu konstruieren.

Haben Sie das Gefühl, etwas voll und ganz zu begreifen, dann versuchen Sie doch einmal, es jemand anderem zu erklären – das ist im Grunde nichts anderes, als unmittelbar Zusammenfassungen zu erstellen.

TAG 10: ÜBUNG 1A

Lesen Sie den folgenden Auszug aus *Eine Geschichte aus zwei Städten* von Charles Dickens. Konzentrieren Sie sich auf den Text und lesen Sie im Anschluss die Anweisungen auf der nächsten Seite.

⟫ Es war das Jahr unseres Herrn Eintausendsiebenhundertundfünfundsiebenzig. England erfreute sich damals wie noch heute der Gnade geistiger Offenbarungen. Mrs Southcott hatte eben ihren gebenedeiten fünfundzwanzigsten Geburtstag zurückgelegt, auf dessen erhabenes Herannahen ein prophetischer Leibgardist die Welt durch die Ankündigung hingewiesen hatte, man möge sich darauf gefasst halten, dass London und Westminster von der Erde verschlungen werden würden. Sogar der Hahnengassengeist war erst seit einem Dutzend Jährchen zur Ruhe gebracht, nachdem er seine Botschaften in derselben Weise, wie seine übernatürlich unoriginellen Nachfolger erst im letztabgelaufenen Jahr noch getan, durch Klopfen kundgeben hatte. Botschaften im irdischen Sinn des Wortes waren jüngst der englischen Krone und Nation von einem Kongress britischer Untertanen in Amerika zugegangen und haben seltsamerweise einen weit wichtigeren Einfluss auf das menschliche Geschlecht geübt als alle Mitteilungen, die seitdem von der Sippe der Hahnengassengeister hervorgegackert worden sind. ⟪

TAG 10: ÜBUNG 1B

Decken Sie den Text auf der vorigen Seite ab und lesen Sie den nachfolgenden Text, bei dem zehn Wörter verändert wurde. Finden Sie sie alle? Die Lösung steht gegebenenfalls auf Seite 190.

» Es war das Jahr unseres Herrn Eintausendsiebenhundertundfünfundsechzig. England erfreute sich damals wie noch heute der Gnade geistiger Offenbarungen. Mrs Northcott hatte eben ihren gebenedeiten fünfundzwanzigsten Geburtstag zurückgelegt, auf dessen erhabenes Herannahen ein prophetischer Leibwächter die Welt durch die Ankündigung hingewiesen hatte, man möge sich darauf gefasst halten, dass London und Wimbledon von der Erde verschlungen werden würden. Sogar der Hahnenstieggeist war erst seit einem Dutzend Monaten zur Ruhe gebracht, nachdem er seine Botschaften in derselben Weise, wie seine übernatürlich unoriginellen Nachfolger erst im letztabgelaufenen Jahr noch getan, durch Klopfen kundgegeben hatte. Botschaften im himmlischen Sinn des Wortes waren jüngst der englischen Krone und Obrigkeit von einem Kongress britischer Bürger in Amerika zugegangen und haben seltsamerweise einen weit wichtigeren Einfluss auf das menschliche Geschlecht geübt als alle Mitteilungen, die seitdem von der Sippe der Entengassengeister hervorgegackert worden sind. «

AUFGEPASST

+ Was Sie nicht bemerken, können Sie sich auch nicht merken.

+ Je aufmerksamer Sie sind, desto mehr behalten Sie im Gedächtnis.

+ Bewusst kann der Mensch immer nur eine einzige Sache denken.

WAS?

An eine Sache, der wir keine Aufmerksamkeit schenken, erinnern wir uns aller Wahrscheinlichkeit nach auch nicht. Das Gehirn speichert Dinge ab, von denen es meint, sie könnten für uns von Bedeutung sein. Wenn Sie sich also benehmen, als sei etwas unwichtig, dann wird es das Gehirn auch nicht vorrangig abspeichern.

WARUM?

Durch unsere Sinne sind wir einem ständigen Strom an Informationen ausgesetzt. Das Gehirn verarbeitet diesen Informationsfluss und teilt uns mit, was wir seiner Meinung nach wissen sollten. Schenken wir dieser Mitteilung keine Beachtung, wird sie innerhalb von Augenblicken vergessen und aus dem Kurzzeitgedächtnis gelöscht. Andersherum ist es so: Je aufmerksamer wir bei der Sache sind, desto einprägsamer ist diese Sache und desto wahrscheinlicher ist es, dass die Erinnerung daran im Langzeitgedächtnis landet.

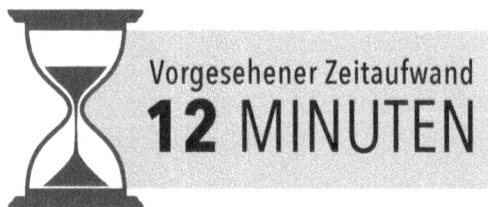

Vorgesehener Zeitaufwand
12 MINUTEN

AUFGEPASST

Je mehr uns ein Thema interessiert, desto leichter fällt es uns, aufmerksam zu sein. Knifflig kann es werden, wenn wir etwas zu einem Thema lernen müssen, das wir nicht so spannend finden. In einem derartigen Fall sollten Sie sich Möglichkeiten suchen, die verhindern, dass Ihre Gedanken abschweifen, beispielsweise:

▶ **Gibt es für das Material keine interessantere Quelle? Einen anderen Autor oder ein anderes Medium (zum Beispiel eine Videodokumentation)?**

▶ **Setzen Sie sich eine zeitliche Grenze, wie lang eine Lerneinheit jeweils sein soll. Auf diese Weise fühlen Sie sich von der Aufgabe nicht so schnell überwältigt.**

▶ **Belohnen Sie sich dafür, eine Einheit abgeschlossen zu haben. Das ermuntert Sie, aufmerksam bei der Sache zu bleiben.**

▶ **Bitten Sie einen Freund oder Kollegen, Sie zum Gelernten abzufragen. Das erhöht den Druck, am Ball zu bleiben.**

MULTITASKING

Wir mögen vielleicht glauben, dass wir mehrere Dinge gleichzeitig bewältigen können, aber bewusst Aufmerksamkeit können wir immer nur einer Aktivität schenken. Versuchen wir gleichzeitig mehr als einer Sache nachzugehen, dann wechseln wir in Wahrheit nur blitzschnell hin und her. Das bedeutet, unter dem Strich konzentriert man sich viel weniger auf die Aufgaben, als man es normalerweise tun würde. Und das wiederum bedeutet, dass sie deutlich weniger einprägsam werden, denn für das Gehirn ist das Maß an Aufmerksamkeit die Messlatte, anhand derer es entscheidet, wie wichtig etwas ist. Also: Wollen Sie etwas in Erinnerung behalten, dann versuchen Sie, sich ausschließlich auf diese Sache zu konzentrieren. Verteilen Sie Ihre Aufmerksamkeit nicht auf mehrere Dinge. Und ja, das gilt auch für das Lernen, während gleichzeitig der Fernseher läuft!

TAG 11: ÜBUNG 1

Konzentrieren Sie sich sehr und merken Sie sich, wo sich jeder der Charaktere aus *Alice im Wunderland* aufhält. Die Namen müssen Sie sich nicht merken, sondern nur, wo jeder dieser Charaktere steht.

▶ Schildkrötensupperich

▶ Alice

▶ Herzogin

▶ Grinsekatze

▶ Raupe

▶ Hutmacher

▶ Herzbube

▶ Weißer Hase

▶ Haselmaus

▶ Dodo

Decken Sie nun die obere Hälfte der Seite ab und versuchen Sie, alle Charaktere an der richtigen Stelle einzutragen. Die Namen sind:

Alice, Dodo, Grinsekatze, Haselmaus, Herzbube, Herzogin, Hutmacher, Raupe, Schildkrötensupperich, Weißer Hase

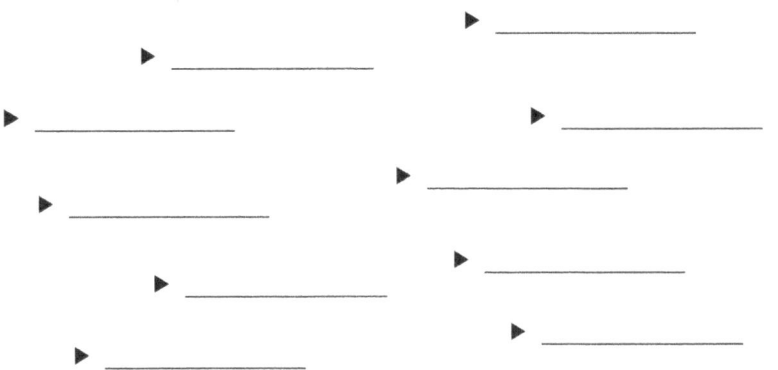

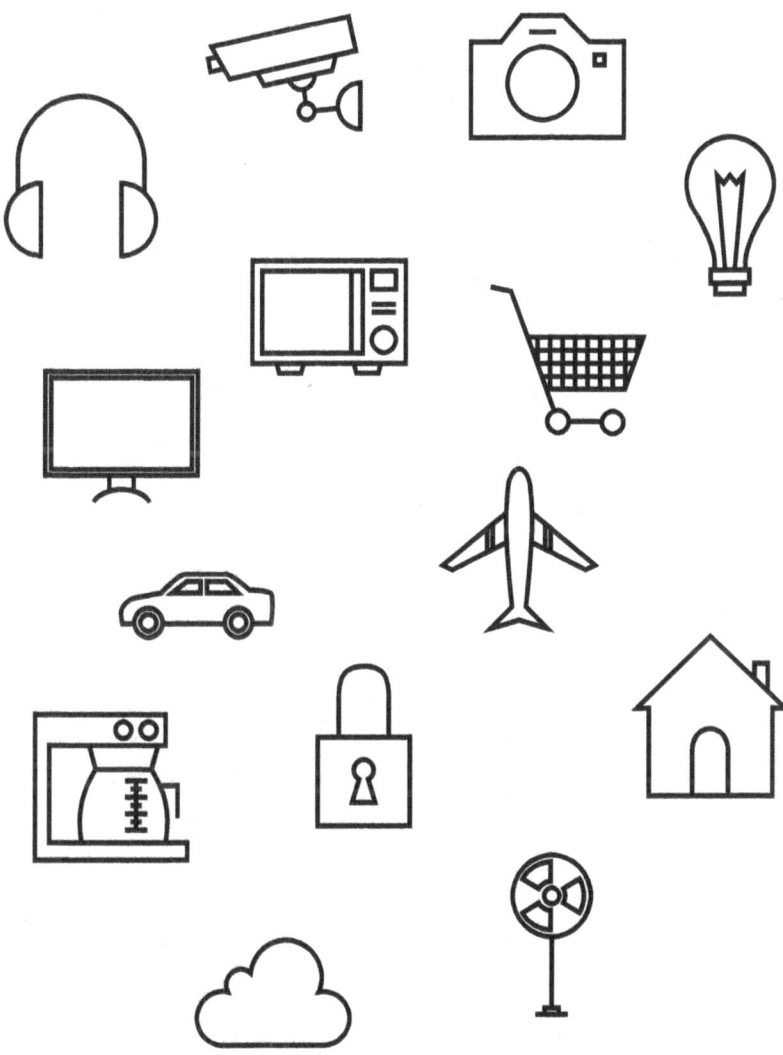

▶ ÜBUNGEN ◀

TAG 11: ÜBUNG 2

Sehen Sie sich einige Minuten lang die Reihenfolge der Bilder an. Decken Sie die Bilder dann ab und versuchen Sie, auf einem Extrablatt Papier jeden der Gegenstände mit einem Wort zu beschreiben.

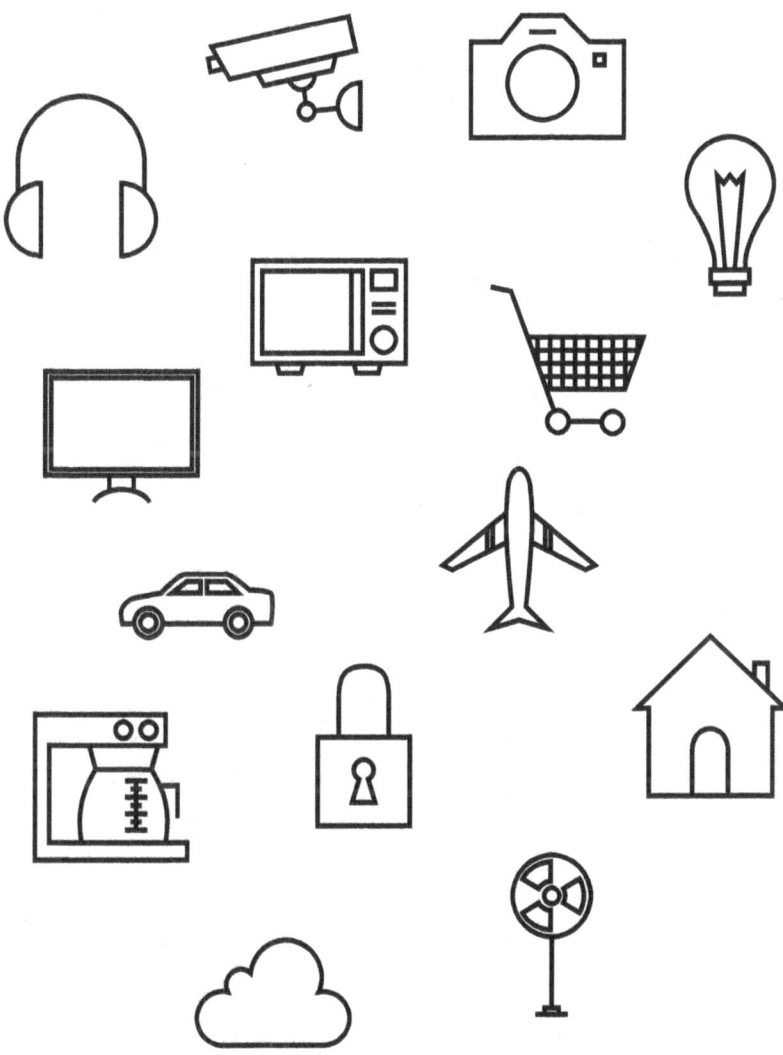

TAG 12 FOKUSSIEREN SIE

+ Um eine Erinnerung abspeichern zu können, müssen Sie sich konzentrieren.

+ Fällt Ihnen das schwer, suchen Sie nach Techniken, Ihr Konzentrationsvermögen zu verbessern.

+ Reduzieren Sie Ablenkungsquellen, damit Ihre Konzentration nicht gestört wird.

WAS?

Wenn wir uns an das, was wir lernen, erinnern wollen, sollten wir uns um höchste Konzentration bemühen. Das heißt, alles zu eliminieren, was unsere Konzentration stören könnte. Außerdem sollten wir versuchen, keine Zeit zu verschwenden, sondern stattdessen schnellstmöglich hochkonzentriert zu sein.

WARUM?

Es ist sehr leicht, sich ablenken zu lassen, und das gilt umso mehr, wenn man eigentlich viel lieber etwas ganz Anderes tun würde. Wenn wir im Vorfeld alle potenziellen Störquellen so gut es geht ausschalten, steigt die Wahrscheinlichkeit, dass wir dennoch konzentriert bleiben. Auf diese Weise lernen wir schneller und effizienter. Gleichzeitig ist es wichtig, sich bestmöglich zu fokussieren.

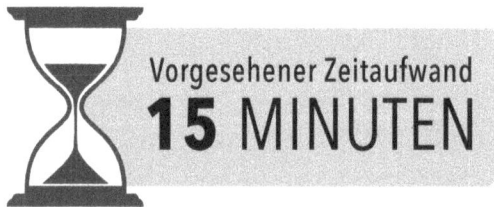

Vorgesehener Zeitaufwand
15 MINUTEN

KONZENTRATION AUFBAUEN

Um eine Erinnerung abzuspeichern, hilft es, voll und ganz bei der Sache zu sein. Das heißt aber auch, alles zu ignorieren, was Sie daran hindern könnte, sich hundertprozentig auf den Lernprozess einzulassen. Wenn Sie also wissen, dass Sie während des Lernens an andere Dinge denken werden, kümmern Sie sich – sofern es wichtig ist – besser zunächst darum. Oder Sie machen sich eine Notiz, damit Sie sich später damit befassen können. Fällt die Notwendigkeit weg, sich nach der Lerneinheit wieder an das Thema erinnern zu müssen, lässt es sich besser auf die vor einem liegende Aufgabe fokussieren.

KONZENTRATION HALTEN

Konzentration aufzubauen ist das eine, sie dann auch noch zu halten, etwas ganz anderes. Das Telefon klingelt, eine Kurznachricht ploppt auf, Geräusche stören, es zieht, irgendetwas riecht merkwürdig, da kommt eine E-Mail … zahllose Dinge können unsere Gedanken aus der Bahn werfen. Und ist man erst einmal abgelenkt, fällt es schwer, sich zu erinnern, woran man erst vor wenigen Augenblicken noch gearbeitet hat – ganz zu schweigen davon, wie es um das Erinnerungsvermögen bestellt ist, wenn erst einmal einige Minuten ins Land gegangen sind. Deshalb ist es so wichtig, Ablenkungen zu vermeiden.

Am besten bemühen Sie sich deshalb bereits im Vorfeld darum, Störquellen möglichst zu minimieren. Stellen Sie beispielsweise alle elektronischen Benachrichtigungen ab und bitten Sie Ihr Umfeld, Sie nicht zu stören. Lenkt Sie dann immer noch etwas ab, machen Sie sich eine Notiz, damit Sie sich später darum kümmern können, und ignorieren das Thema dann so gut es geht.

Auch wenn es Ihnen zu Beginn der Lerneinheiten schwer fällt, sich zu konzentrieren, werden Sie doch feststellen, dass es immer einfacher wird, je mehr Sie über ein Thema wissen. Das liegt daran, dass Sie sich Grundlagen erschaffen, auf denen Sie dann weitere Erinnerungen aufbauen können.

TAG 12: ÜBUNG 1

Sehen Sie sich höchstens fünf Minuten lang die Liste der Begriffe portugiesischen Ursprungs an. Decken Sie dann die Liste ab und schreiben Sie möglichst viele der Begriffe auf ein Stück Papier.

ALBATROS

BAROCK

BÜFFEL

CASHEW

DODO

EMU

KOBRA

LABRADOR

MARMELADE

MELASSE

TAG 12: ÜBUNG 2

Lesen Sie sich die Liste möglicher Störquellen durch und versuchen Sie dann, sie aus der Erinnerung heraus möglichst akkurat niederzuschreiben. Am Fuß der Seite erhalten Sie als kleine Erinnerungshilfe den ersten Buchstaben des jeweiligen Begriffs.

▶ Andere Aufgabe

▶ Angst

▶ Anruf

▶ Benachrichtigung

▶ Chatnachricht

▶ Durst

▶ E-Mail

▶ Freund

▶ Geruch

▶ Haustier

▶ Hunger

▶ Lärm

▶ Luftzug

▶ Musik

▶ quietschender Stuhl

▶ SMS

▶ soziale Medien

▶ Stift leer

▶ Stress

▶ Tagträume

▶ Türklingel

Fühlen Sie sich bereit, decken Sie den oberen Teil ab, aber lassen Sie die Gedankenstütze am Ende der Seite frei.

Hier sind die Anfangsbuchstaben der obigen Begriffe:

A A A B C D E F G H H L L M Q S S S T T

TAG 13 ERINNERUNGEN AUFBAUEN

+ Erinnerungen zu schichten macht sie haltbarer.

+ Das Lernen fällt einfacher, je mehr man über ein Thema lernt.

+ In einen breiteren Kontext gebettet lässt sich eine Erinnerung einfacher abrufen.

WAS?

Auf den ersten Blick wirkt es vielleicht widersprüchlich, aber wenn man mehr über ein Thema lernt, fällt einem das Lernen leichter. Voraussetzung ist allerdings, dass die zusätzlichen Informationen irgendeinen Bezug zu dem haben, was Sie lernen möchten.

WARUM?

Geben wir Fakten einen Zusammenhang, können wir sie mit starken Verbindungen zu anderen Erinnerungen abspeichern und legen sie nicht als separaten Informationshappen ab. Wenn wir mehr über ein Thema lernen, gewinnen wir zudem neue Einsichten und neue Wege, das bereits bestehende Wissen zu begreifen und zu deuten. All das macht es einfacher, die Information zu verarbeiten und zu verstehen. Mehr noch: Wir verfügen über zusätzliche Möglichkeiten, im Bedarfsfall auf diese Erinnerungen zuzugreifen.

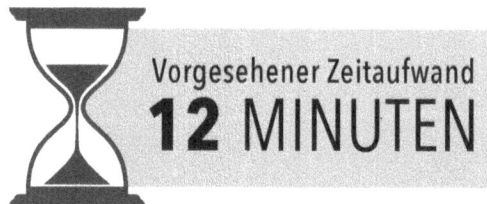

Vorgesehener Zeitaufwand
12 MINUTEN

FAKTEN IM ZUSAMMENHANG

Nehmen wir an, Sie wollen auswendig lernen, wann bestimmte Personen an der Macht waren. Sie könnten sich daran machen, dies als eigenständige Fakten abzuspeichern, aber wahrscheinlich wird das Abspeichern für Sie deutlich einfacher sein, wenn Sie den Daten einen gewissen Rahmen geben können. Anstatt also nur zu lernen, wann wer auf den Thron gestiegen ist und wie lang die Person dort saß, könnten Sie auch etwas darüber in Erfahrung bringen, wer diese Person war und was sie getan hat. Die Daten sind dann mehr als isolierte Fakten, sondern fügen sich in eine größere Reihe von Fakten ein. Und wenn diese Fakten in irgendeiner Form in Zusammenhang mit dem Datum stehen, wird das Erlernen sogar noch leichter.

Eine andere Methode, Fakten einen Kontext zu geben, besteht darin, sie schlichtweg umzudrehen. Wenn Sie also abspeichern möchten, dass Heinrich VIII. 1509 gekrönt wurde, könnten Sie auch versuchen zu lernen, dass 1509 die Thronbesteigung von Heinrich VIII. stattfand. Jetzt haben Sie zwei Ansätze, sich diesen Fakt wieder in Erinnerung zu rufen, und wenn Sie nun noch etwas lernen, was 1509 geschah (zum Beispiel: Frankreich erklärte Venedig den Krieg), dann wird es deutlich leichter, den ursprünglichen Fakt erneut abzurufen.

ERINNERUNGEN ABRUFEN

Etwas zu lernen ist nur ein Teil der Arbeit, denn wir wollen diese Erinnerung ja auch irgendwann aus eigener Kraft wieder abrufen können. Manchmal geht das ganz einfach, aber wir alle kennen das Gefühl, etwas »liegt uns auf der Zunge« und es ist fast greifbar, woran genau wir uns erinnern wollten. Auch hier hilft es, sein Wissen zu einem Thema auf ein solideres Fundament zu stellen, denn dem Gehirn stehen dann mehrere Wege zur Verfügung, zu ein und derselben Information zu gelangen. So steigt die Wahrscheinlichkeit, dass Sie sich an etwas erinnern, das mit der gesuchten Information in Zusammenhang steht, und auf diesem Weg zur Original-Erinnerung gelangen.

TAG 13: ÜBUNG 1

An Tag 8 haben Sie die Namen 25 afrikanischer Länder gelernt. Um dem Ganzen etwas Kontext zu geben, bekommen Sie hier einige Informationen über die ersten fünf Länder auf der Liste.

► Algerien: liegt in Nordafrika, grenzt ans Mittelmeer, Bevölkerung von über 40 Millionen Menschen. Die größte Stadt ist Algier.

► Angola: liegt im Südwesten Afrikas, Amtssprache ist Portugiesisch. Mit über 30 Millionen Einwohnern hat es die zwölftmeisten Einwohner Afrikas.

► Benin: ein kleineres Land in Westafrika, grenzt im Westen an Togo, an Nigeria im Osten und im Norden sowohl an Burkina-Faso als auch an den Niger.

► Botsuana: ein südafrikanisches Binnenland, hieß früher Betschuanaland, bis es 1966 von Großbritannien unabhängig wurde.

► Burkina Faso: liegt in Westafrika, die Fahne zeigt einen roten Streifen über einem grünen Streifen, im Zentrum ist ein fünfzackiger gelber Stern.

Sie müssen nicht alle der eben aufgeführten Informationen behalten. Allein schon, dass Sie etwas über die Länder lesen und Zusammenhänge bilden können, erleichtert die ursprüngliche Übung von Tag 8, nämlich das Auswendiglernen der Namen.

TAG 13: ÜBUNG 2

An Tag 8 haben Sie auch die Namen der sieben größten Monde des Planeten Saturn gelernt.

Können Sie sich – ohne sich die untere Hälfte der Seite anzusehen – problemlos an alle sieben Namen erinnern? Und wie steht es mit den Jahren, in denen die Monde jeweils das erste Mal von der Erde aus beobachtet wurden?

Unabhängig vom Ergebnis: Lesen Sie sich bitte die folgenden Fakten über die Monde durch, vielleicht hilft Ihnen das, die Namen etwas einprägsamer zu machen:

► Mimas und Enceladus wurden von Wilhelm Herschel entdeckt. In der griechischen Mythologie waren Mimas und Enceladus Riesen, die das Blut des Uranos in sich trugen.

► Tethys, Dione, Rhea und Iapetus hat Giovanni Cassini entdeckt. Sie sind nach Titanen aus der griechischen Götterwelt benannt.

► Der größte Mond Titan wurde vom niederländischen Astronom Christiaan Huygens entdeckt. Die Titanen waren die Geschwister des griechischen Gottes Kronos – beziehungsweise Saturn, wie er bei den Römern genannt wurde.

Blättern Sie jetzt zu Tag 8 zurück und überprüfen Sie, ob diese Zusatzinformationen Ihnen dabei helfen, sich die Namen der Monde einzuprägen.

ERINNERUNGEN IM LAUFE DER ZEIT

+ Die meisten Erinnerungen vergessen wir ziemlich rasch wieder.

+ Selbst »Unvergessliches« verblasst mit der Zeit.

+ Unsere Erinnerungen sind weitaus trügerischer, als es uns bewusst ist.

WAS?

Wissen Sie noch, was Sie gestern zu Mittag gegessen haben? Und was vor einer Woche oder einem Monat? Aller Wahrscheinlichkeit nach wussten Sie die Antworten darauf eine Weile, aber im Verlauf der Zeit verblassen die Erinnerungen und fast alle Einzelheiten der vergangenen Tage geraten in Vergessenheit.

WARUM?

Würden wir die weniger wichtigen Dinge nicht vergessen, würde es uns möglicherweise schwer fallen, wirklich wichtige Dinge abzurufen, wenn wir sie benötigen. Deshalb entsorgt unser Gehirn Erinnerungen, die wir scheinbar nicht mehr benötigen. Mit der Zeit verblassen selbst wichtige Erinnerungen, wenn es keinen Grund mehr gibt, sie zu behalten.

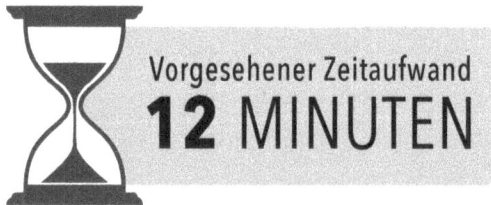

Vorgesehener Zeitaufwand
12 MINUTEN

ÜBERLEBEN DANK VERGESSEN

Vergessen zu können ist eine überlebenswichtige Fähigkeit. Anderenfalls wären Sie ständig verwirrt, weil die Situation, in der Sie sich gerade befinden, einer früheren Gelegenheit so stark ähnelt – »Ist der Einkaufszettel, den ich mir gemerkt habe, der von heute oder der von vergangener Woche?« Oder Sie erinnern sich nicht nur an alle Termine, die Sie heute haben, sondern an alle, die Sie jemals hatten.

Und dennoch ist es in vielen Fällen so, dass wir etwas nicht vollständig vergessen, sondern die Erinnerungen einfach nur extrem schwer abrufbar sind. Auf der gegenüberliegenden Seite hatten wir das Beispiel, wie wenig einprägsam die meisten Mahlzeiten sind. Aber wenn ein anderer Faktor Sie dazu bringt, sich an den entsprechenden Tag zu erinnern – »Ach, das war doch der Tag, an dem ich meine Kreditkarte verloren habe!« –, fallen Ihnen möglicherweise tatsächlich wieder Einzelheiten ein, die Sie ansonsten nicht hätten abrufen können.

BRUCHSTÜCKHAFTE ERINNERUNGEN

Wenn wir an ein Ereignis aus der Vergangenheit zurückdenken, glauben wir vielleicht, dass wir eine einzelne Erinnerung aktivieren, aber fast immer holen wir einen ganzen Satz unterschiedlicher Erinnerungen aus dem Speicher, die unser Bewusstsein dann miteinander verknüpft. Das heißt: Es ist absolut möglich, sich völlig wahrheitsgemäß an bestimmte Aspekte eines Tages oder eines Ereignisse zu erinnern, gleichzeitig aber bei anderen Teilen falsch zu liegen. Das ist auch der Grund dafür, dass unsere Erinnerung an ein bestimmtes Ereignis klarer wird, während wir darüber nachdenken. Unser Gehirn entwirrt dann obskurere Erinnerungen und bindet sie in unser Verständnis des damaligen Geschehens ein.

Weil Erinnerungen fragmentiert sind, lassen sie sich auch verändern, was dazu führt, dass eine »falsche« Erinnerung mit Ereignissen in Verbindung gebracht wird, die tatsächlich stattgefunden haben. Damit befassen wir uns später ausführlicher.

TAG 14: ÜBUNG 1

Der Großteil unserer Erinnerungen verblasst rasch wieder, sofern wir uns nicht anstrengen und sie noch einmal hervorkramen und auffrischen.

An Tag 3 haben Sie die Namen von fünf Gewinnern des Booker Prize auswendig gelernt. Erinnern Sie sich an einen der Namen?

Und mehr noch: Wissen Sie auch noch, welches Buch in jenem Jahr den Preis gewann? Ergänzen Sie die folgenden Angaben:

▶ 1980: _____ William Golding mit

▶ 1981: _____ Salman Rushdie mit

▶ 1982: _____ Thomas Keneally mit

▶ 1983: _____ J.M. Coetzee mit

▶ 1984: _____ Anita Brookner mit

Möglicherweise hatten Sie nach Abschluss der Übung diese Informationen noch einige Stunden lang parat, aber dieses Wissen dürfte relativ rasch wieder verblasst sein, sofern Sie nicht ein spezielles Interesse daran entwickelt hatten oder ohnehin bereits mit dem Thema vertraut waren. Wenn Sie zum Beispiel alle fünf Bücher kannten, ist Ihnen die Aufgabe vermutlich deutlich leichter gefallen, als wenn Sie alles von den Buchtiteln bis hin zu den Autoren ganz neu hätten lernen müssen.

TAG 14: ÜBUNG 2

An Tag 8 sollten Sie die Namen von 25 afrikanischen Staaten lernen und sich die Liste in den folgenden Tagen erneut vornehmen, um die Erinnerung zu verstärken. Und erst gestern haben Sie einige zusätzliche Fakten zu fünf dieser Staaten erhalten. Können Sie sagen, welche Staaten das waren?

▶ 1: _____

▶ 2: _____

▶ 3: _____

▶ 4: _____

▶ 5: _____

Und? Wie lief es?

In der Liste von Tag 8 standen noch weitere 20 Staaten. An wie viele davon können Sie sich noch erinnern? Hier sind als Erinnerungshilfe die Anfangsbuchstaben aller 25 Länder, beginnend mit den fünf obigen. Die Ländernamen sind durch einen Leerschritt getrennt, bei längeren Ländernamen ist jeweils der erste Buchstabe des vollständigen Namens angegeben.

A A B B BF B K K ZR T K

DRK D Ä ÄG E Ä G G G G

GB E K L

GEMISCHTE ERINNERUNGEN

+ Stellen Sie sich Dinge, die Sie sich einprägen wollen, bildlich vor.

+ Lernen Sie Fakten auf die eine Weise und erklären Sie sie auf eine andere.

+ Verwandeln Sie Informationen so, dass sie einprägsamer werden.

WAS?

Sie wollen später daran denken, dass Sie noch ein Brot kaufen müssen? Stellen Sie sich vor, wie Sie ein Brot essen. Sie wollen einen historischen Fakt lernen? Stellen Sie sich das Ereignis vor. Sie wollen eine Erklärung auswendig lernen? Sagen Sie sie laut auf – auch wenn Ihre Zuhörerschaft bloß aus Ihnen besteht.

WARUM?

Unterschiedliche Teile des Gehirns sind für unterschiedliches Verhalten zuständig. Je mehr Bereiche Ihres Gehirns Sie also aktivieren können, wenn Sie versuchen, sich etwas einzuprägen, desto einprägsamer wird die Erinnerung. Auf diese Weise zwingen Sie sich nicht nur zur Aufmerksamkeit, die Erinnerung kann auch auf unterschiedliche Weise abgespeichert werden. Es kann sogar helfen, trockene Fakten laut vorzulesen, denn auf diese Weise durchlaufen die Fakten zusätzliche Schaltkreise im Gehirn und verstärken so Ihre Konzentration.

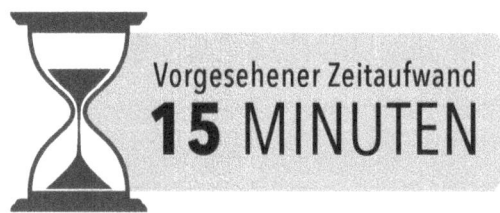

Vorgesehener Zeitaufwand
15 MINUTEN

▶ ÜBUNGEN ◀

TAG 15: ÜBUNG 1

Lesen Sie sich diesen Abschnitt einmal still durch und versuchen Sie, sich die Fakten einzuprägen.

>> Ihr Gehirn besteht größtenteils aus zwei Zellarten: Auch als Neuronen bekannte Nervenzellen sowie Gliazellen. Das Gehirn verfügt über 100 Milliarden Neuronen, aber etwa eine Billion Gliazellen. Jedes Neuron ist mit durchschnittlich 1000 anderen Neuronen verknüpft, das Gehirn weist also ungefähr 100 Billionen Verbindungen auf. <<

Decken Sie den Satz ab und beantworten Sie die folgenden Fragen:

▶ Aus welchen zwei Zellarten besteht das Gehirn größtenteils?

▶ Eine dieser Zellarten ist unter einem anderen Namen bekannt. Wie lautet der?

▶ Wie viele Zellen von der einen Art und wie viele von der anderen gibt es im Gehirn?

▶ Und wie viele Verbindungen enthält ein Gehirn in etwa?

Wie ist es gelaufen? Wenn Sie Probleme mit einer Antwort oder mehreren hatten, lesen Sie sich den Absatz noch einmal durch, aber dieses Mal laut. Haben Sie das Gefühl, es sich auf diese Weise besser einprägen zu können, als wenn Sie es einfach noch einmal im Kopf lesen würden? Beantworten Sie die Fragen erneut, um zu überprüfen, ob sich Ihr Verständnis verbessert hat.

TAG 15: ÜBUNG 2

Hier sind noch einige weitere Fakten über das Gehirn. Lesen Sie sich diesen Abschnitt zwei Mal durch – das erste Mal still, das zweite Mal laut.

» Neuronen senden und empfangen Signale. Eintreffende Signale werden von baumförmigen Verästelungen empfangen, den sogenannten Dendriten, abgehende Signale werden über lange, tentakelartige Strukturen, die Axonen, verschickt. Jedes Axon ist über eine kleine Lücke, eine Synapse, mit den Dendriten anderer Neuronen verbunden. »Feuert« ein Neuron, schickt es ein elektrisches Signal entlang des Axons. Erreicht das Signal eine Synapse, setzt es über den synaptischen Spalt hinweg Chemikalien frei. Diese führen bei dem empfangenden Neuron zu einer Änderung im Verhalten – entweder wird es dazu angeregt, seinerseits zu feuern, oder davon abgehalten. Diese Muster feuernder Neuronen bilden sämtliche Gedanken und Verhalten ab. «

Decken Sie nun den Abschnitt ab. Die folgenden Fragen befassen sich mit dem, was Sie gerade gelesen haben:

▶ Wie heißen die Empfänger der Neuronen? Und wie die Sender?

▶ Wie lautet der Name für den Spalt zwischen dem Sendebereich des einen Neurons und dem Empfängerbereich des anderen?

▶ Was geschieht, wenn ein Neuron »feuert«?

TAG 15: ÜBUNG 3

Sehen Sie sich die Gegenstände auf dieser Seite an. Diese Übung können Sie auf zweierlei Weise probieren: Sehen Sie sich beim ersten Mal einfach die Gegenstände an und versuchen Sie, sie sich einzuprägen. Beim zweiten Mal tun Sie das auch, sagen sich aber laut vor, was Sie sehen.

Betrachten Sie in beiden Fällen die Bilder einige Minuten lang, decken Sie sie dann ab und beschreiben Sie auf einem leeren Blatt Papier die Bilder (oder zeichnen Sie sie nach, wenn Ihnen das lieber ist).

VERKNÜPFTE ERINNERUNGEN

+ Verknüpfen Sie Erinnerungen miteinander, um ein erneutes Abrufen zu erleichtern.

+ Durch das Verbinden von Erinnerungen lernen Sie Gliederungen.

+ Je alberner die Verbindung, desto einprägsamer ist sie.

WAS?

Sie können eine Reihe von Punkten durch einprägsame Verbindungen miteinander verknüpfen. Das heißt, Sie müssen sich nur an den ersten Punkt einer Serie erinnern, um mit hoher Wahrscheinlichkeit auch den kompletten Rest der Serie abrufen zu können.

WARUM?

Sich an eine Aufzählung eigenständiger, unabhängiger Punkte zu erinnern, kann schwierig sein, weil es keinen direkten Weg gibt, sich jeden einzelnen Punkt in Erinnerung zu rufen. Sie können nur hoffen, dass etwas den Gedanken daran auslöst – etwa indem Sie im Supermarkt den richtigen Gang betreten. Doch Sie müssen sich nicht auf Ihr Glück verlassen, Sie können auch künstliche Verbindungen zwischen den Punkten aufbauen. Wenn Sie dann an einen Gegenstand denken, hilft Ihnen das automatisch dabei, sich an den nächsten zu erinnern.

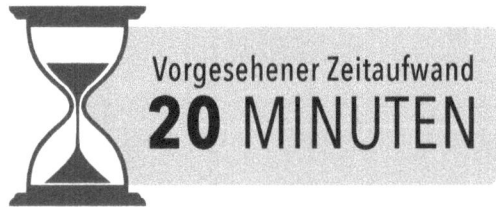

Vorgesehener Zeitaufwand
20 MINUTEN

EINE VERKNÜPFTE LISTE

An Tag 7 hatten wir ein Beispiel dafür, wie Sie unterhaltsame Verbindungen zwischen einzelnen Punkten eines Einkaufszettels bilden können und den Inhalt der Liste auf diese Weise einprägsamer machen. Diese Methode hilft aber bei deutlich mehr als nur beim Einkauf – sie kann zum Einsatz kommen, wann immer sich mehrere Punkte auf irgendeinem Weg miteinander verknüpfen lassen.

Am besten einzuprägen sind normalerweise visuelle Verbindungen, aber es kann genauso gut mit Wortspielen oder anderen Verknüpfungen funktionieren, die Sie zwischen Dingen schaffen. Grundsätzlich sollten Sie versuchen, die Verbindungen albern zu gestalten. Eine humorige Verbindung ist bemerkenswerter und wenn etwas bemerkenswerter ist, scheint es unser Gehirn als wichtiger einzustufen. Und aus diesem Grund ist sie auch leichter wieder abrufbar.

Diese Methode hilft Ihnen, eine Liste von Dingen auswendig zu lernen, aber nicht nur das: Sie ermöglicht es Ihnen auch, sich diese Dinge ohne zusätzliche Anstrengung in einer bestimmten Reihenfolge zu merken.

BEISPIELE FÜR VERKNÜPFUNGEN

Nehmen wir an, Sie wollen sich einige Namen merken, haben damit aber Schwierigkeiten. Also versuchen Sie, die Namen auf irgendeine Weise miteinander zu verbinden.

Sagen wir, die Namen lauten Hans, Jonathan, Olivia und Anne. Bei Hans denken Sie vielleicht an die Geschichte von Hanns Guck-in-die-Luft. Während der so nach oben starrt, sieht er eine Möwe – die Möwe Jonathan! Die Möwe wiederum stürzt sich auf eine Olive, was Sie an Olivia erinnert. Der Vogel lässt sich schließlich auf einer Tanne nieder. In der Realität können das Möwen mit ihren Schwimmfüßen nicht, aber »Tanne« erinnert Sie an Anne! Allein schon, dass Sie sich Verbindungen überlegen müssen, hilft Ihnen beim Einprägen der Namen.

TAG 16: ÜBUNG 1

In dieser Liste sind einige der längsten Flüsse der Welt aufgeführt, beginnend mit dem längsten. Lernen Sie sie auswendig.

1. AMAZONAS

2. NIL

3. JANGTSEKIANG

4. MISSISSIPPI

5. JENISSEI

6. GELBER FLUSS

7. OB/IRTYSCH

8. RIO DE LA PLATA

9. KONGO

10. AMUR

TAG 16: ÜBUNG 2

Mithilfe von Verknüpfungen können Sie auch Listen einer Länge auswendig lernen, mit der Sie ansonsten zu kämpfen hätten.

Lernen Sie diese Liste von Abteilungen im Supermarkt in der genannten Reihenfolge auswendig. Suchen Sie zum Verknüpfen nach albernen Assoziationen.

▶ Backwaren

▶ Tiefkühlkost

▶ Blumen

▶ Frühstücksbedarf

▶ Milch

▶ Tiernahrung

▶ Vitamine

▶ Grillfleisch

▶ Toilettenartikel

▶ Schokolade

▶ Softdrinks

▶ Fertigmahlzeiten

▶ Wein

▶ Konserven

TAG 17

VEREINFACHEN DURCH BÜNDELN

+ Gruppieren Sie Dinge und vereinfachen Sie so das Einprägen.

+ So müssen Sie sich nur wenige Punkte merken.

+ Außerdem können Sie sie rascher wieder abrufen.

WAS?

Einige Dinge können Sie sich leichter einprägen, indem sie sie vorher zu simpleren, kompakteren Blöcken bündeln. Ein Beispiel: Die Zahl »Vierzig« ist einfacher zu merken als »Vier Null«, weil es ein Block ist. Und genauso können Sie Lernprozesse vereinfachen, indem Sie längere Sequenzen zu einem einzelnen Punkt zusammenfassen.

WARUM?

Je mehr Dinge man sich einprägen will, desto anstrengender ist es für das Gehirn, außerdem steigt die Wahrscheinlichkeit, dass man etwas wieder vergisst. Reduzieren Sie die Zahl der Dinge und die Aufgabe wird leichter. Sind Sie imstande, diese Methode ohne größere Anstrengungen anzuwenden, können Sie auch die »Speicherdauer« Ihres Kurzzeitgedächtnisses verlängern.

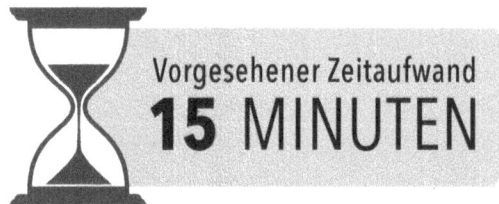

Vorgesehener Zeitaufwand
15 MINUTEN

▶ AUSFÜHRLICH ◀

GRUPPIEREN

Gelingt es Ihnen, mehrere Dinge zu einem einzelnen Gedanken, Konzept oder sogar Wort zu kombinieren, werden sie dadurch einprägsamer.

Sie müssen noch einkaufen, und zwar Brot, Milch und Butter. Sie können sich »Brot und Butter« und »Milch« einprägen. Brot und Butter passen gut zusammen, insofern könnten Sie auch einfach »Butterbrot« als Begriff nehmen. Jetzt müssen Sie sich nur noch »Butterbrot« und »Milch« merken.

Das Gruppieren lässt sich bei vielen unterschiedlichen Arten von Informationen anwenden, aber am besten funktioniert es, wenn die Transformation möglichst problemlos gelingt. Müssen Sie erst innehalten und lang überlegen, dann ist es den Aufwand möglicherweise nicht wert. Aber für Themen, bei denen Sie sich gut auskennen oder viel Erfahrung vorweisen können, ist es eine gute Methode.

VORGRUPPIERTE INFORMATIONEN

Sie müssen regelmäßig bestimmte Sequenzen auswendig lernen, die sich im Laufe der Zeit verändern? Dann hilft es Ihnen vielleicht, im Vorfeld bestimmte »Bündel« zu lernen. Wenn Sie beispielsweise häufig Zahlen mit vielen Stellen auswendig lernen müssen, könnten Sie bestimmte Verkürzungen für jedes Zahlenpaar lernen. Die Zahlenfolge »23« könnte ein Würstchen sein. Wenn Sie sich die Kombination 23 einprägen wollen, müssen Sie also nur noch ein Ding lernen anstelle von zwei Ziffern. Indem Sie Zahlen in Gegenstände ändern, erleichtern Sie sich auch das Verknüpfen.

Anfangs erfordert diese Methode eine Menge Anstrengung, aber mit der Zeit wird Ihnen der Ansatz in Fleisch und Blut übergehen. Das gilt sowohl für das allgemeine Konzept des Bündelns als auch dafür, im Vorfeld bestimmte fertige »Bündel« zu lernen.

▶ ÜBUNGEN ◀

TAG 17: ÜBUNG 1

Versuchen Sie diese Zahl auswendig zu lernen und behelfen Sie sich dabei mit der Gruppierungsmethode.

83 759 284

Decken Sie sie nun ab und schreiben Sie die Zahl auf ein leeres Blatt Papier.

TAG 17: ÜBUNG 2

Versuchen Sie, auf ähnliche Weise diese willkürliche Abfolge von Buchstaben auswendig zu lernen. Brechen Sie die Reihenfolge mithilfe der Gruppierungs-Methode auf, um sich die einzelnen Teile besser einprägen zu können.

RPDEEKLNRW

Können Sie die Buchstabenfolge fehlerfrei auf einem Zettel niederschreiben?

TAG 17: ÜBUNG 3

Versuchen Sie, mithilfe der Gruppierungs-Methode diese Mischung aus Buchstaben und Zahlen zu lernen. Können Sie sie fehlerlos aufschreiben?

D13G9H426Z

TAG 17: ÜBUNG 4

Hilft Ihnen die Gruppierungs-Methode beim Auswendiglernen dieser englischen Begriffe? Hinter jedem Begriff steht eine deutsche Übersetzung.

Floccinaucinihilipilification
Geringschätzung

Incomprehensibilities
Unverständlichkeiten

Sesquipedalianism
Die Neigung, lange (und obskure) Wörter zu verwenden

Und wenn wir schon dabei sind, wie wäre es dann noch mit einem schönen deutschen Begriff?

Rinderkennzeichnungs- und Rindfleischetikettierungsüberwachungsaufgabenübertragungsgesetz

TAG 18 GUTES PRÄSENTIEREN

+ Eine erfolgreiche Präsentation bedarf einiger Vorarbeiten.

+ Erleichtern Sie sich die Arbeit mithilfe von Memoriertechniken.

+ Ein Übermaß an Vorbereitung kann genauso schädlich sein wie zu wenig.

WAS?

Sie haben eine Präsentation zu halten, die Sie selbst vorbereiten müssen? Dann werden Sie schon recht gut mit dem Inhalt vertraut sein. Üben Sie das Abhalten der Präsentation, aber wenn es nicht unbedingt erforderlich ist, sollten Sie nicht versuchen, alles Wort für Wort auswendig zu lernen. Konzentrieren Sie sich lieber darauf, sich diejenigen Punkte einzuprägen, die Ihnen am wichtigsten sind, und die Überschriften, entlang derer Sie durch die Präsentation führen werden.

WARUM?

Wenn Sie sich mit dem vertraut machen, worüber Sie reden sollen, wird die Präsentation flüssiger. Doch wenn Sie sich zu gründlich vorbereiten, geht der Fluss verloren, denn wenn Sie nicht zufällig eine Schauspielausbildung absolviert haben, wird es Ihnen vermutlich schwerfallen, sich an den exakten Wortlaut zu erinnern. Je mehr Sie versuchen zu lernen, desto mehr wird Ihnen möglicherweise wieder entfallen – und desto öfter wirft es Sie eventuell aus der Bahn.

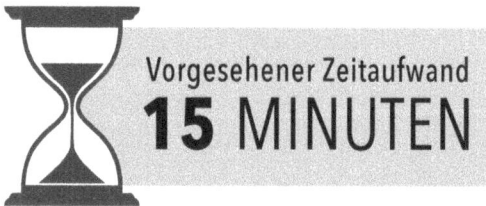

Vorgesehener Zeitaufwand
15 MINUTEN

VORBEREITUNG AUF DIE PRÄSENTATION

Bei vielen Präsentationen können Sie Folien einsetzen oder mit schriftlichen Notizen arbeiten. Normalerweise besteht die Vorbereitung also darin, sich für jede Notiz oder Folie zu überlegen, was Sie dazu sagen wollen. Arbeiten Sie sich durch die Präsentation und achten Sie darauf, was Sie für jeden Punkt problemlos sagen können. Fließen die Erläuterungen ganz natürlich, müssen Sie möglicherweise nichts weiter tun. Für kniffligere Situationen empfiehlt es sich, kurze Gliederungspunkte anzulegen und dann mithilfe der gelernten Merkmethoden diese Punkte auswendig zu lernen. Sie sollten diese Punkte mehr als einmal üben und eventuell nach einer Methode suchen, sie miteinander zu verbinden. Gegebenenfalls schreiben Sie sich auch weitere Hinweise auf, die Sie kurz zusammengefasst an jeden Punkt erinnern.

Fallen Ihnen bei der Vorbereitung bestimmte Formulierungen auf, die Sie unbedingt unterbringen möchten, dann machen Sie sich unbedingt Notizen, damit Sie sie zum richtigen Zeitpunkt verwenden können. Was Sie vermeiden sollten, ist, ganze Passagen Ihrer Präsentation auswendig zu lernen. Dadurch wird normalerweise die Präsentation stressiger, denn Sie setzen sich unter Druck, den genauen Wortlaut abzurufen. Wenn Sie in einer derartigen Situation aus dem Tritt kommen, finden Sie schwerer wieder in die Spur, da Sie nicht einfach auf Ihre Notizen schauen und an der gewünschten Stelle weitermachen können.

Menschen ohne entsprechende Ausbildung neigen zudem dazu, beim Wiederholen von auswendig Gelerntem zu schnell zu sprechen. Müssen Sie erst darüber nachdenken, was Sie sagen wollen, sprechen Sie vermutlich eher in einem Tempo, das für Ihr Publikum angenehm ist. Und vergessen Sie nicht: Sie wollen Ihrem Publikum ja auch Zeit geben, Ihre Worte zu verarbeiten und abzuspeichern!

Und schließlich: Umreißen Sie zu Beginn kurz, was Sie sagen werden, und fassen Sie zum Abschluss das Gesagte noch einmal zusammen. Diese Wiederholung wird die Präsentation für Ihr Publikum einprägsamer machen.

TAG 18: ÜBUNG 1

Mit dieser Übung trainieren Sie Ihr Erinnerungsvermögen. Wie gut können Sie sich die zehn folgenden Überschriften aus einer möglichen Präsentation merken, bei der es um die Entstehung und die Frühgeschichte des Planeten Erde geht?

▶ Eine Trümmerwolke

▶ Die Sonne entsteht.

▶ Das schmelzflüssige Innere der Erde kühlt sich ab und bildet eine Kruste.

▶ Eine Atmosphäre entsteht.

▶ Die Entstehung von Wasser und Ozeanen

▶ Die Entstehung und Entwicklung der Landmassen

▶ Biologische Evolution

▶ Das Muster der Eiszeiten

▶ Massenaussterben

▶ Die Kontinente, wie wir sie kennen, entstehen.

Wenn Sie fertig sind, decken Sie die Liste ab und schreiben Sie alle Überschriften auf ein leeres Blatt.

TAG 18: ÜBUNG 2

Überlegen Sie sich Verbindungen für diese Liste englischer Königshäuser der Jahre 871 bis 1707 (als sich England und Schottland zum Vereinigten Königreich zusammenschlossen), und zwar so, dass der Gedanke an das eine Königshaus Ihnen hilft, sich an das nächste zu erinnern. Decken Sie anschließend die Liste ab und versuchen Sie, alle in der richtigen Reihenfolge aufzuschreiben.

Die Liste ist danach geordnet, wann das jeweilige Haus das erste Mal den König stellte. Nur am Rande: Die Unterscheidung zwischen den Häusern Anjou und Plantagenet wird nicht von allen Historikern gemacht.

▶ Wessex

▶ Dänemark

▶ Godwin

▶ Normandie

▶ Blois

▶ Anjou

▶ Plantagenet

▶ Lancaster

▶ York

▶ Tudor

▶ Stuart

DATEN UND TERMINE

+ Nutzen Sie die Gruppierungs-Methode zum Vereinfachen von Daten.

+ Suchen Sie nach Möglichkeiten, Teile eines Datums in Zusammenhang mit anderen Fakten zu setzen.

+ Verknüpfen Sie ein Datum mithilfe einprägsamer Verbindungen mit der dazugehörigen Veranstaltung.

WAS?

Um sich ein Datum oder einen Termin besser zu merken, können Sie einige der bisher gelernten Methoden einsetzen. So speichern Sie Geburtstage, Verabredungen oder andere wichtige Termine ab und müssen nicht jedes Mal zum Kalender greifen und Gefahr laufen, einen wichtigen Termin zu übersehen.

WARUM?

Bündeln Sie bei Terminen die Ziffern für eine kompaktere Darstellung in Gruppen und suchen Sie bei Teilen des Datums nach einer bedeutsamen Verbindung zu etwas, was Sie bereits wissen. Ist in dem Jahr oder in dem Monat vielleicht etwas (für Sie) Wichtiges geschehen? Oder Sie verknüpfen Termine mit Personen und Ereignissen, indem Sie nach amüsanten Verbindungen zwischen Teilen des Datums und der jeweiligen Person oder dem jeweiligen Ereignis suchen.

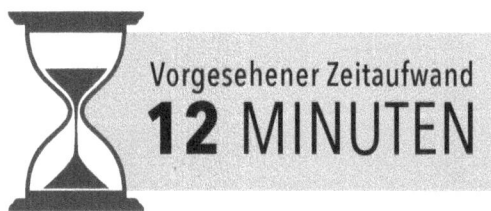

Vorgesehener Zeitaufwand
12 MINUTEN

BESONDERE TERMINE

Sie haben mittlerweile einige Methoden kennengelernt, sich Informationen einzuprägen. Wenden Sie das Gelernte nun bei alltäglichen Dingen an und merken Sie sich wichtige Daten.

Nehmen wir beispielsweise an, Sie wollen den 25. April als Datum eines wichtigen Geburtstags abspeichern. Sie wissen vielleicht, dass die 25-Cent-Münze in den USA als *quarter* bezeichnet wird und ein *quarter* ist natürlich ¼ – insofern können Sie beide Teile des Datums »25.4.« durch einen *quarter* abbilden. Stellen Sie sich jetzt das Geburtstagskind mit einer Münze in der Hand vor oder vielleicht eine Münze mit einem Bild der Person darauf. Auf diese Weise sollten Sie den Geburtstag dieser Person künftig problemlos im Gedächtnis behalten.

Beim Abspeichern von Daten und Zahlen gilt grundsätzlich: Suchen Sie zunächst nach einer Möglichkeit, sie mit Dingen zu verknüpfen, die Ihnen bereits bekannt sind. Wenn das nicht funktioniert, bündeln Sie sie zu kleineren Paketen, die in irgendeiner Form Bedeutung haben (oder denen Sie irgendeine Bedeutung zuweisen können). Haben Sie eine Bedeutung für die einzelnen Bestandteile eines Datums beisammen, können Sie sie mit visuellen Verbindungen verknüpfen, um auf diese Weise die Einprägsamkeit zu verstärken und die Reihenfolge zu bewahren – und das Ergebnis dann auf eine gut zu merkende Weise mit der betreffenden Person oder dem betreffenden Ereignis in Zusammenhang setzen.

ZAHLEN ZU SÄTZEN

Es gibt noch eine weitere Methode, Zahlen darzustellen, nämlich indem sie eine Zahl durch ein Wort ersetzen, das genauso viele Buchstaben hat. (Für die 0 könnten Sie die Zehn wählen und für die 1 und 2 eine 11 oder eine 12, wenn Ihnen das hilft.) Um sich beispielsweise »879« merken zu können, könnten Sie sich »Magische Erdbeer-Marmelade« einprägen, denn die Wörter haben acht, sieben und neun Buchstaben.

TAG 19: ÜBUNG 1

Prägen Sie sich die folgenden Daten und die damit verbundenen fiktiven Ereignisse ein:

25. OKTOBER (GEBURTSTAG)

13. JUNI (JAHRESTAG)

7. SEPTEMBER (URLAUB)

4. MAI (ABENDESSEN)

Decken Sie die Liste nun ab und schreiben Sie die Termine auf ein leeres Blatt Papier.

TAG 19: ÜBUNG 2

Lernen Sie nun auch diese echten historischen Daten auswendig:

4.4.1975

GRÜNDUNG VON MICROSOFT

1.4.1976

GRÜNDUNG VON APPLE

5.7.1994

GRÜNDUNG VON AMAZON

4.9.1999

GRÜNDUNG VON GOOGLE

TAG 20 PASSWÖRTER UND PINS

+ Denken Sie sich Passwörter und Geheimzahlen, die Sie sich merken können.

+ Verknüpfen Sie sie mit Ereignissen aus Ihrem Leben, aber nicht zu offensichtlich.

+ Überlegen Sie sich Regeln zum Variieren von Passwörtern und PINs.

WAS?

Aus Sicherheitsgründen sollten Sie für alle Ihre Konten unterschiedliche Passwörter und Geheimzahlen verwenden. Das mag Ihnen wie eine gewaltige Erinnerungsleistung vorkommen, aber mit einer einmaligen Anstrengung und ein klein wenig Organisation muss es kein Ding der Unmöglichkeit sein.

WARUM?

Es ist knifflig, viele Passwörter auswendig zu lernen, und wenn Sie sie nicht aufschreiben wollen, laufen Sie Gefahr, die Passwörter für selten verwendete Konten zu vergessen. Insofern ist es sehr verlockend, sich Passwörter aufzuschreiben oder ein Passwort oder eine PIN für mehrere Konten zu verwenden. Das wiederum bringt ganz eigene Probleme mit sich, denn auf diese Weise laufen Sie Gefahr, auf einen Schlag den Zugriff auf eine ganze Reihe Konten und/oder Inhalte zu verlieren.

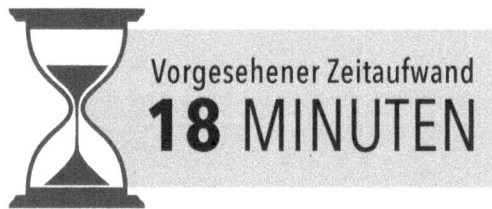

Vorgesehener Zeitaufwand
18 MINUTEN

PERSONALISIERTE PASSWÖRTER

Zu den meistgenutzten Passwörtern zählen »123456«, »Passwort« und »qwertz«. Diese Passwörter können leicht erraten werden, aber mit blanker Rechnerkraft gilt das auch für viele Millionen weitere Passwörter. Wenn Sie ein Passwort mehrfach verwenden und es wird gestohlen oder erraten, sind gleich mehrere Ihrer Konten in Gefahr. Deshalb ist es so wichtig, für jedes Konto ein individuelles Passwort zu erstellen.

Selbst wenn Sie ein sehr häufiges Passwort verwenden, können Sie es um ein Vielfacheres sicher machen, indem Sie das Passwort für jede Webseite individualisieren. Sie könnten beispielsweise die ersten drei Buchstaben der Webseite hinter das Passwort hängen. Vor einem Angriff, bei dem geballte Rechnerpower zum Einsatz kommt, schützt auch das nur bedingt, aber es bedeutet zumindest, dass ein automatisiertes Hackerprogramm nicht all Ihre Konten auf einmal knackt. Außerdem ist diese Methode für Sie sehr leicht, denn Sie müssen sich nur ein einziges Mal überlegen, wie Sie Ihre Passwörter personalisieren möchten.

Eine noch bessere Methode besteht darin, sich kurze Passwort-Fragmente auszudenken und sie dann unterschiedlich zu einer breiten Spanne von Passwörtern zu kombinieren. Wenn Sie ein Fragment mit jedem Buchstaben des Alphabets verknüpfen und diese Fragmente einmal auswendig lernen, könnten Sie mit einem Passwortsystem arbeiten, bei dem Sie die ersten drei Buchstaben vom Namen der Webseite in die Fragmente verwandeln. Diese Fragmente sollten obskur sein, aber Sie könnten beispielsweise auch die ersten drei Buchstaben von Bekannten nehmen, deren Namen mit diesen Buchstaben beginnen. Ein Beispiel: Sie melden sich auf der Webseite eines Unternehmens namens Hello Corporation an. Ihr Fragment für H ist Hel für Helen, das E wird zu Edw für Edward und das L zu Lew für Lewis. Ihr Passwort wäre also das ziemlich sichere HelEdwLew. Wenn Sie die ersten Male mit dieser beliebig variierbaren Methode arbeiten, erfordert sie einiges an Anstrengung, aber haben Sie sie erst einmal gelernt, wird sie Ihnen rasch in Fleisch und Blut übergehen.

TAG 20: ÜBUNG 1

Prägen Sie sich diese Geheimzahlen ein:

1734

9482

2957

974205

454841

16984260

TAG 20: ÜBUNG 2

Prägen Sie sich diese Passwörter ein:

WALRUS255

2DONUT4

P4S5WORD5?

TPHAESS

D837JS44

T%54#3-A6A!

FINDEN SIE IHRE SCHLÜSSEL WIEDER

+ Alltägliche Aktivitäten sind nicht sonderlich einprägsam.

+ Geben Sie sich Mühe, darauf zu achten, wo Sie was hinlegen.

+ Gewöhnen Sie sich Kontrollroutinen und feste Orte an und zählen Sie durch.

WAS?

Es ist völlig normal, dass wir Schlüssel oder andere Dinge verlegen, die wir tagtäglich in Gebrauch haben. Manchmal wissen wir nicht einmal, wo wir den Gegenstand zuletzt gesehen haben, was natürlich die Suche erschwert.

WARUM?

Alltagsgegenständen schenken wir normalerweise nicht viel Aufmerksamkeit, deshalb macht sich das Gehirn auch keine große Mühe, abzuspeichern, wo wir diese Dinge gelassen haben. Das Gehirn geht davon aus, dass unser mangelndes Interesse heißt, dass diese Dinge nicht von Bedeutung sind. Wir müssen uns vielmehr bewusst sagen: »Ich lege die Schlüssel jetzt hinter diese Handschuhe« oder etwas in der Art. So besteht zumindest eine Chance, dass wir uns später daran erinnern können. Wir können uns aber auch einmalig zwei, drei Stellen überlegen, an die wir die Schlüssel künftig immer legen werden.

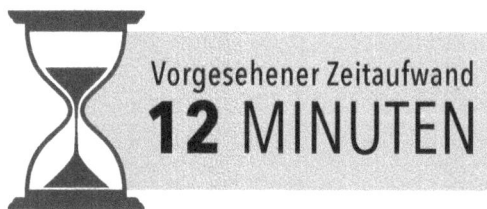

Vorgesehener Zeitaufwand
12 MINUTEN

SCHLÜSSELMETHODEN

Nur weil Sie etwas Tag für Tag tun, heißt das nicht, dass es nicht wichtig ist. Wenn es darum geht, sich zu merken, wo Sie welche Gegenstände hingelegt haben, weiß das Ihr Gehirn aber nicht. Das bedeutet, Sie müssen besonders aufmerksam darauf achten, wo Sie Ihre Schlüssel, das Portemonnaie oder andere wichtige Gegenstände hingelegt haben. Halten Sie inne, sagen Sie sich, wo Sie die Schlüssel hinlegen … was auch immer Sie tun können, um den Gedanken einprägsam zu machen, ist hilfreich. Der Gedanke »Ich lege die Schlüssel hinter diese hässliche Vase« ist möglicherweise deutlich einprägsamer als ohne den Zusatz »hässlich«.

Bestimmen Sie für Orte, an denen Sie sich häufig aufhalten, ein, zwei Stellen, an denen Sie Ihre Sachen dann stets ablegen. Wann immer Sie diese Orte aufsuchen, achten Sie ganz besonders darauf, dass Sie Ihre persönlichen Gegenstände auch genau dort ablegen. Sollten Sie einmal von dieser Methode abweichen, nutzen Sie die vorgenannte Taktik, um sich einzuprägen, wo Sie was gelassen haben.

Verlieren Sie diese Gegenstände, versuchen Sie, sich an andere Dinge zu erinnern. Was haben Sie getan, als Sie an dem Ort ankamen? Mit wem haben Sie gesprochen? Können Sie in Ihrer Erinnerung diese Schritte nachverfolgen und auf diese Weise herausfinden, wo Sie die gesuchten Dinge gelassen haben könnten?

SCHLÜSSELPROBE

Etwas zu finden, wird ganz besonders schwierig, wenn der Gegenstand gar nicht erst da ist. Es erschwert die Suche ungemein, wenn Sie sich nicht einmal sicher sind, ob Sie den Gegenstand überhaupt dabei hatten! Um das zu vermeiden, sollten Sie für regelmäßige Routinen einen kleinen »Anwesenheitsappell« einführen. Wann immer Sie einen Ort verlassen, zählen Sie rasch durch, um zu kontrollieren, dass Sie exakt die Zahl an Gegenständen dabeihaben, die Sie dabeihaben wollen. Das ist deutlich einfacher, als sich sämtliche Gegenstände zu merken.

TAG 21: ÜBUNG 1

Machen Sie eine Liste mit den drei Orten, an denen Sie künftig beim Nachhausekommen Ihre Schlüssel oder andere tragbare Gegenstände ablegen werden.

▶ 1: _____

▶ 2: _____

▶ 3: _____

Wenn Sie das nächste Mal Ihr Zuhause betreten, bemühen Sie sich, die Schlüssel tatsächlich an einem dieser Orte zu lassen. Idealerweise achten Sie auch darauf, welcher der Orte es war.

TAG 21: ÜBUNG 2

Kennen Sie das? Sie suchen Ihren Reisepass, diesen einen Mitgliedsausweis, den nur selten benutzten Schlüssel, dieses eine Ding, das Sie immer nur im Urlaub benötigen, oder irgendwas anderes, was nicht jeden Tag gebraucht wird?

Schreiben Sie auf, wo diese Gegenstände sind (gegebenenfalls müssen Sie sie erst suchen). Auf diese Weise achten Sie darauf, wo sie sich befinden, und es sollte Ihnen künftig leichter fallen, diese Sachen wiederzufinden.

▶ 1: _____

▶ 2: _____

▶ 3: _____

▶ 4: _____

▶ 5: _____

TAG 21: ÜBUNG 3

Versuchen Sie, sich einzuprägen, in welchem Raum die folgenden Gegenstände liegen. Nehmen Sie sich so viel Zeit, wie Sie brauchen, decken Sie dann den oberen Teil ab und tragen Sie die Gegenstände in den untenstehenden Grundriss ein.

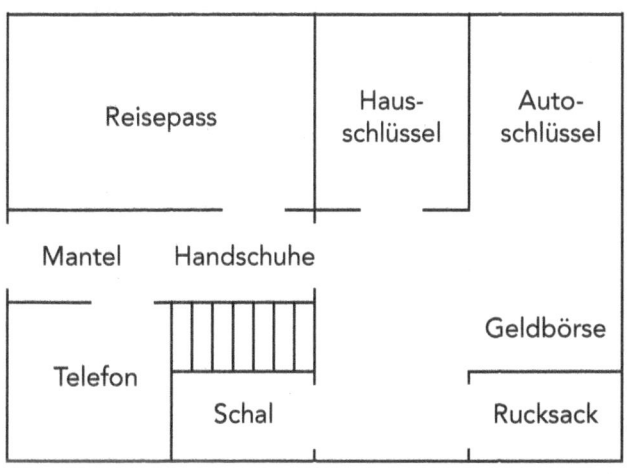

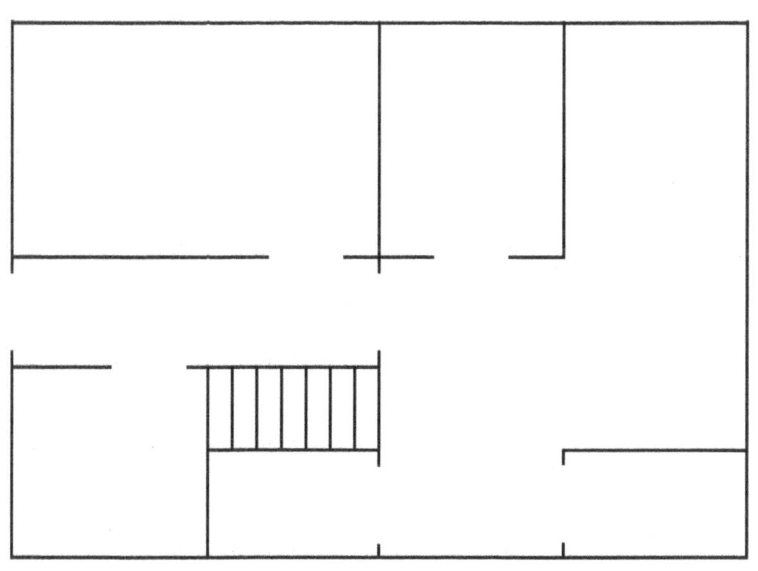

NAMEN UND GESICHTER

+ Namen und Gesichter merkt man sich einfacher mit Tricks.

+ Verknüpfen Sie den Namen einer Person mit einer Charaktereigenschaften.

+ Das erleichtert es, später die Information wieder abzurufen.

WAS?

Manche von uns haben Probleme, sich Namen zu merken – oder sogar Gesichter. Gehören Sie dazu? Mit einigen simplen Kniffen kann dieses Problem gelindert werden. Verbinden Sie den Namen einer Person mit ihrem Erscheinungsbild oder einer anderen einprägsamen Eigenschaft und es wird Ihnen beim nächsten Treffen leichter fallen, sich an den Namen Ihres Gegenübers zu erinnern.

WARUM?

Um sich einen Namen merken zu können, muss man ihm Aufmerksamkeit schenken und eine bewusste Anstrengung unternehmen, ihn mit der jeweiligen Person in Verbindung zu bringen. Alles, was Sie zu dieser bewussten Anstrengung zwingt, kann von Nutzen sein, aber erleichtert werden kann die Aufgabe dadurch, dass Sie eine direkte Verbindung zum Gesicht der Person oder anderen auffälligen Eigenschaften erschaffen.

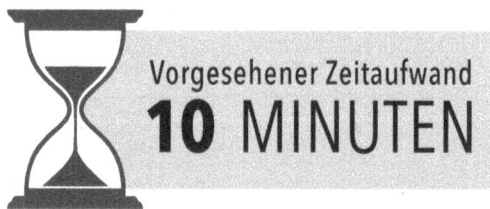

Vorgesehener Zeitaufwand
10 MINUTEN

DAS NAMENSSPIEL

Lernen Sie jemanden kennen, verschafft sich Ihr Gehirn einen raschen ersten Eindruck. Aber was sehen Sie, wenn Sie etwas genauer hinschauen? Ist am Gesicht Ihres Gegenübers oder am Erscheinungsbild etwas ungewöhnlich? Was genau? Konzentrieren Sie sich auf einen ungewöhnlichen Aspekt und überlegen Sie sich eine Möglichkeit, diesen Punkt mit der Person in Verbindung zu bringen.

Eine Möglichkeit: Finden Sie eine komische, sich reimende oder alliterative Verbindung. Heißt die Person Bernd und hat einen auffallenden Bart, dann speichern Sie sie als »bärtiger Bernd« ab. Ist die Person groß und heißt Susanne, dann könnten Sie sie als »kleine Susanne« abspeichern – und der Witz im Spitznamen macht den Namen einprägsamer.

Eigentlich gilt es als nicht besonders höflich, das optische Erscheinungsbild einer Person mit ihrem Namen zu verknüpfen, aber wenn es Ihnen hilft, sich den Namen einzuprägen, dann ist es eine Form von Höflichkeit und Respekt. Sofern Sie den Spitznamen für sich behalten und die Person auch nicht danach beurteilen, mangelt es Ihnen auch nicht an Respekt.

Jemanden anzustarren ist möglicherweise schlimmer, als seinen Namen zu vergessen. Wenn Sie also nicht auf Anhieb etwas Einprägsames anspringt, suchen Sie nach einer anderen Möglichkeit, sich etwas zu dieser Person zu merken. Trägt sie vielleicht etwas Ungewöhnliches? Haben Sie sie an einem ungewöhnlichen Ort kennengelernt? Das hilft nicht direkt beim nächsten Treffen, aber allein die Tatsache, dass Sie sich überhaupt schon einmal getroffen haben, kann beim Erinnern sehr helfen. Zu Beginn kann diese Methode etwas mühsam sein, aber mit der Zeit wird sie einfacher.

Grundsätzlich kommt es darauf an, aufmerksam zu sein. Denken Sie bewusst an den Namen und bemühen Sie sich, ihn in Verbindung mit der Person zu bringen. Ansonsten könnte es sehr unwahrscheinlich sein, dass Sie sich an den Namen erinnern.

TAG 22: ÜBUNG 1A

Sehen Sie sich die Namen und Gesichter auf dieser Seite an und prägen Sie sich ein, welcher Name zu welchem Gesicht gehört. Nehmen Sie sich so viel Zeit, wie Sie möchten. Decken Sie dann die Bilder ab und machen Sie auf der gegenüberliegenden Seite weiter.

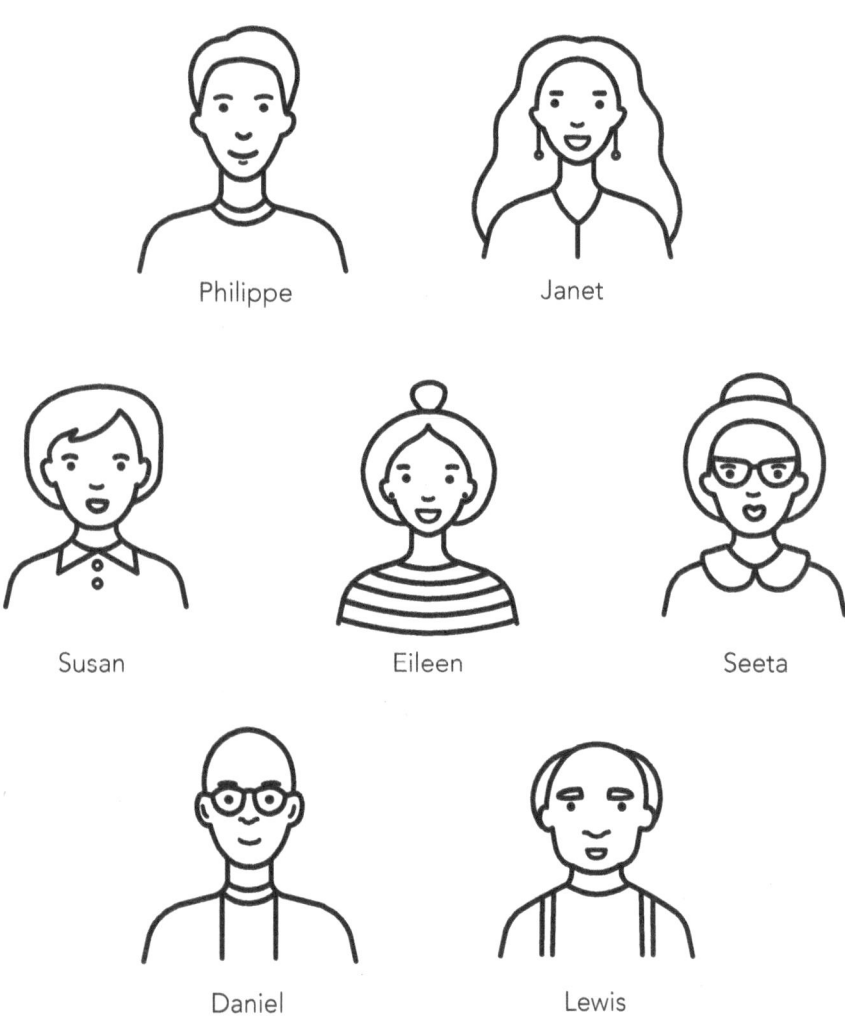

Philippe

Janet

Susan

Eileen

Seeta

Daniel

Lewis

TAG 22: ÜBUNG 1B

Können Sie jedem Gesicht den korrekten Namen zuordnen? Um die Aufgabe etwas kniffliger zu machen, sind die Gesichter anders angeordnet als auf der vorigen Seite.

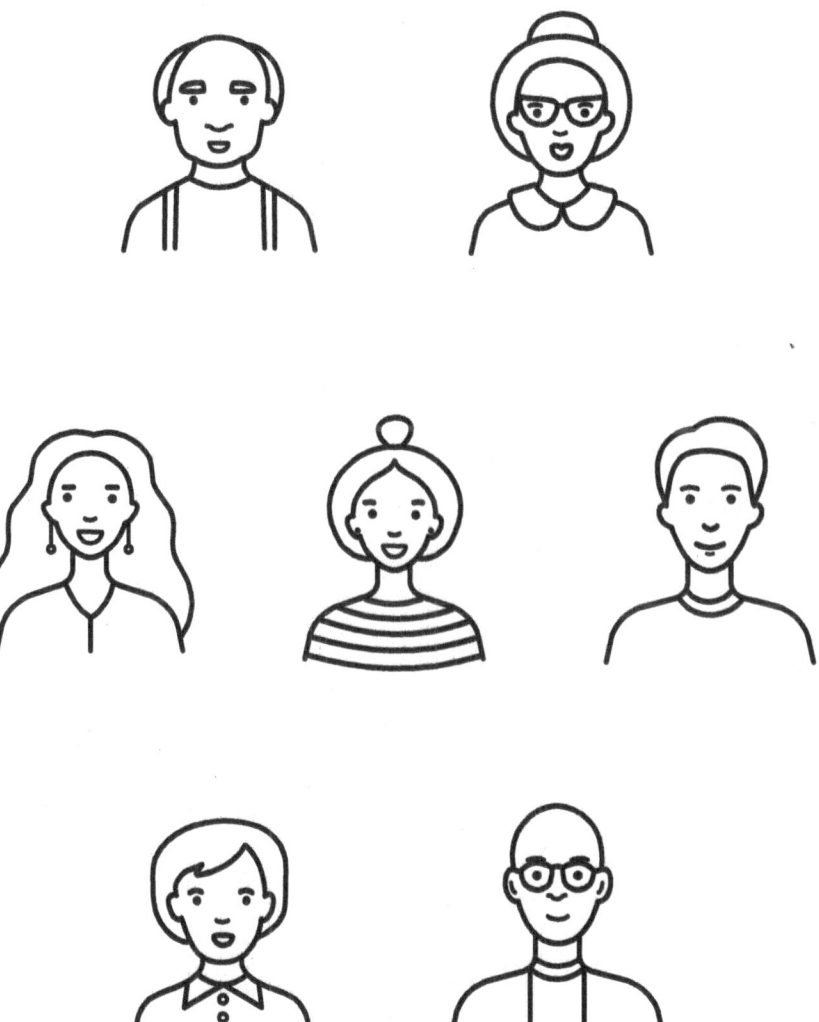

VISUELLE ERINNERUNGEN

+ Visuelle Erinnerungen werden einfacher abgespeichert.

+ Noch nach Jahren erinnern Sie sich an Dinge, die Sie gesehen haben.

+ Nutzen Sie diese Fähigkeit beim Lernen.

WAS?

Wie viele Fotos haben Sie im Laufe Ihres Lebens gemacht? Egal, wie viele es auch sein mögen, normalerweise können Sie sich ein Bild ansehen und sagen, ob Sie es geknipst haben oder nicht – und das auch noch nach Jahren. Ein Foto aufzunehmen und es später erneut zu betrachten, steigert die Einprägsamkeit enorm. Umgekehrt funktioniert das leider nicht – bis Sie es wieder sehen, haben Sie die Existenz des Fotos möglicherweise längst vergessen.

WARUM?

Zusammenhängende Erinnerungen sind miteinander verknüpft, je mehr Sie also über etwas wissen, desto einfacher fällt es Ihnen, damit zusammenhängende Fakten abzurufen. Bilder setzen häufig viele zusammenhängende Gedanken in Gang, etwa damit verbundene Emotionen, Erinnerungen an eine frühere Reise oder ein früheres Ereignis, an Freunde und Familie und so weiter. Die Bilder sind also stark mit anderen Erinnerungen verknüpft und dadurch leichter abrufbar.

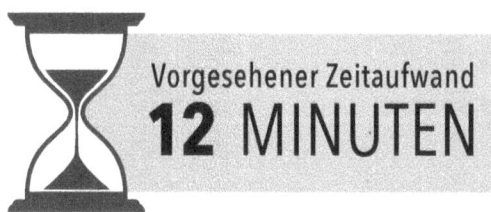

Vorgesehener Zeitaufwand
12 MINUTEN

TAG 23: ÜBUNG 1A

Sehen Sie sich die Bilder auf der oberen Hälfte der Seite an, decken Sie sie dann ab und lesen Sie Teil 2 dieser Übung.

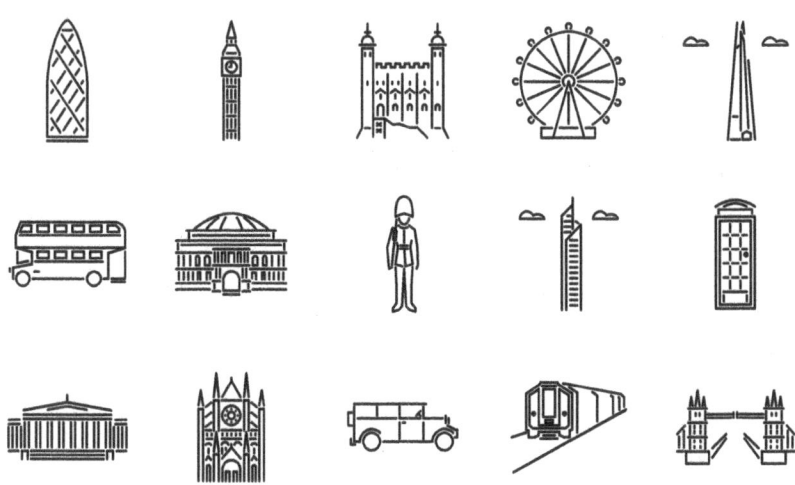

TAG 23: ÜBUNG 1B

Welche der Bilder erkennen Sie von oben wieder und welche sind neu?

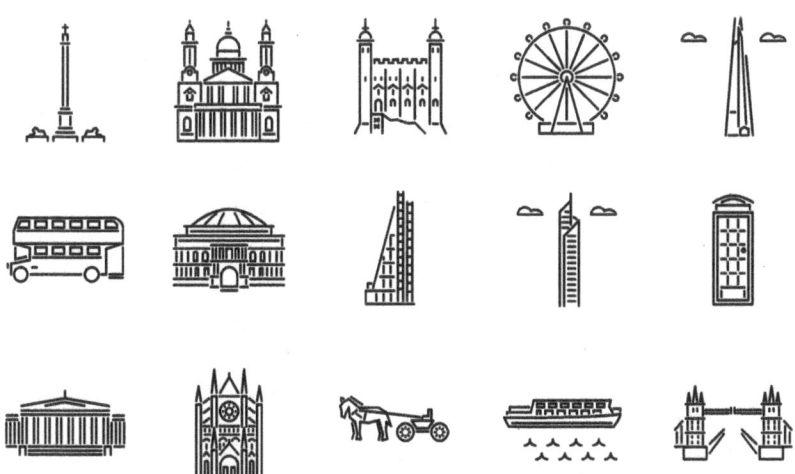

TAG 23: ÜBUNG 2

Studieren Sie fünf bis zehn Sekunden lang das Muster links oben, decken Sie es dann ab und versuchen Sie, es korrekt in das rechts stehende Gitternetz einzutragen. Wiederholen Sie die Übung dann mit dem zweiten und anschließend mit dem dritten Muster.

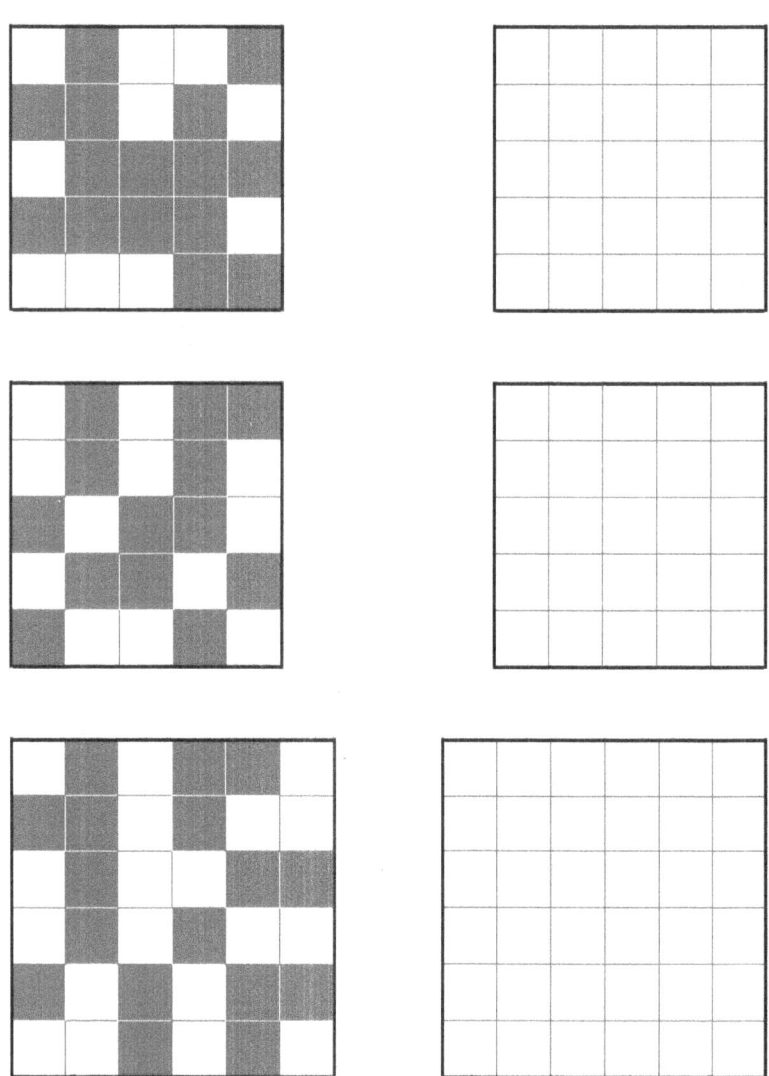

TAG 23: ÜBUNG 3

Studieren Sie ein, zwei Minuten lang das obige Muster, decken Sie es dann ab und versuchen Sie, es auf dem unten stehenden Gitter nachzuzeichnen.

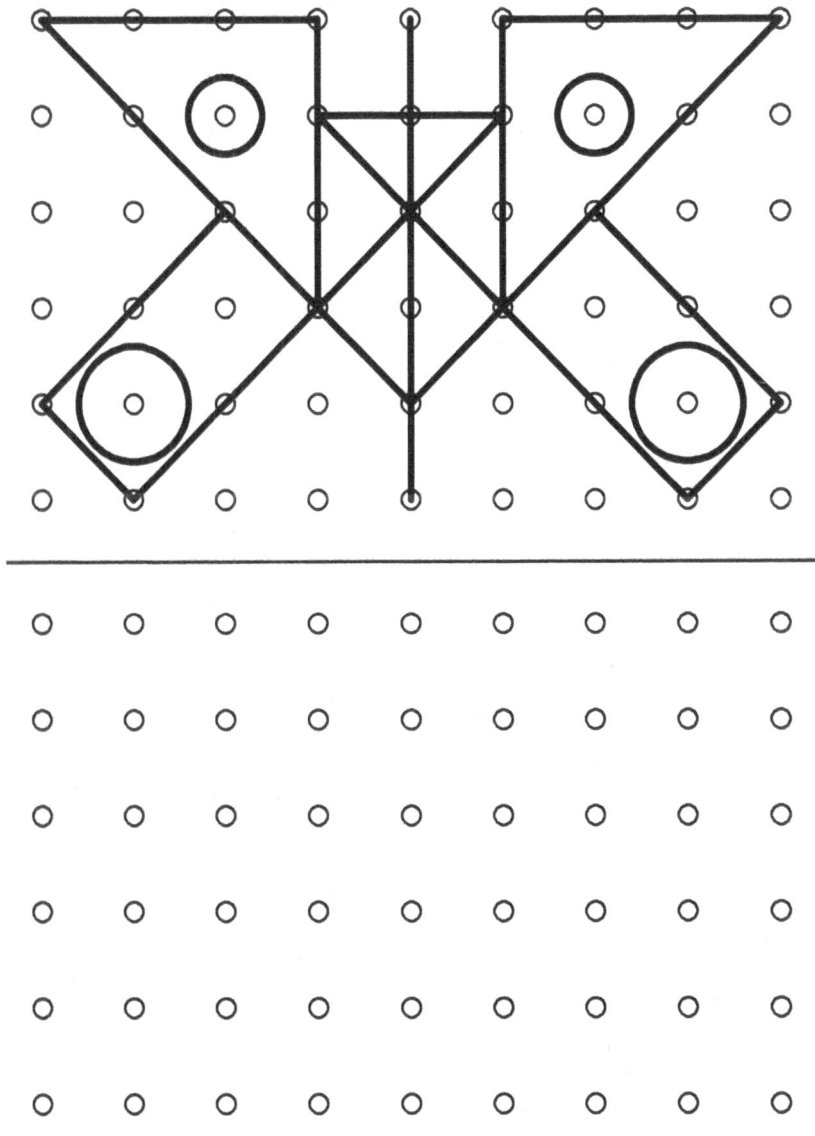

TAG 24 VISUALISIERUNGS-TECHNIKEN

+ Nutzen Sie Ihr visuelles Gedächtnis, um sich das Lernen zu erleichtern.

+ Stellen Sie sich etwas vor Ihrem inneren Auge vor, das ist einprägsamer.

+ Verwenden Sie Verknüpfungsmethoden, um Bilder zu verbinden.

WAS?

Häufig wissen wir, ob wir ein Bild bereits gesehen haben. Insofern kann es helfen, sich das, was man in Erinnerung behalten möchte, vor dem inneren Auge vorzustellen. Visualisieren zwingt uns nicht nur dazu, uns zu konzentrieren, damit wir die Erinnerung erschaffen können, es greift auch auf unsere natürliche Fähigkeit zurück, uns an Dinge zu erinnern, die wir bereits gesehen haben.

WARUM?

Aus evolutionärer Sicht war es wichtig zu erkennen, ob wir an einem bestimmten Ort schon einmal gewesen sind, ob wir diesen Weg kennen oder ob eine bestimmte Person Freund oder Feind ist. Insofern fällt es uns durch einen optischen Hinweis leichter, eine Erinnerung abzurufen. Stellen wir uns im Kopf Szenen und Geschichten vor, erschaffen wir für Fakten, die ansonsten vergleichsweise wenig einprägsam wären, starke visuelle Erinnerungen.

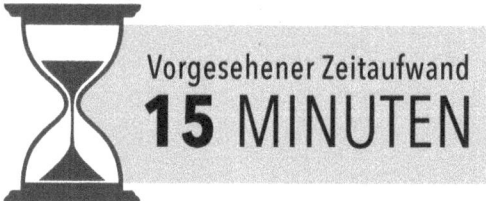
Vorgesehener Zeitaufwand
15 MINUTEN

TAG 24: ÜBUNG 1

Stellen Sie sich eine Szene vor, in der die folgenden Dinge eine Rolle spielen:

War das zu einfach? Dann versuchen Sie es noch einmal mit diesen Dingen, bei denen die Verbindungen nicht so offenkundig sind.

Decken Sie die Bilder nun ab und versuchen Sie, sich an sämtliche Dinge zu erinnern.

TAG 24: ÜBUNG 2

Stellen Sie sich die folgenden fiktiven Ereignisse vor und beantworten Sie die Fragen zu den jeweiligen Ereignissen:

> ▶ Ein Mann gewinnt beim Eierlaufen, indem er über ein riesiges Schwein stolpert.

> ▶ Genau in dem Moment, in dem ein Nilpferd umkippt, explodiert ein Ballon.

> ▶ 25 kleine Hunde tanzen Samba zu einem Rhythmus, der auf einer Konservenbüchse geschlagen wird.

> ▶ Ein Goldfisch schwimmt in seinem Glas herum und zeichnet dabei ein Fragezeichen.

> ▶ Eine 250-seitige Gedächtnisübung, die in knallgelber Tinte auf blassgrauem Papier geschrieben ist.

> ▶ Ein Wandteppich aus einer riesigen Gänseblümchenkette, zusammengehalten mit Klebeband.

Wie einprägsam waren diese seltsamen Bilder? Finden wir es heraus:

> ▶ Worüber stolperte der Mann?

> ▶ Was geschah, als der Ballon platzte?

> ▶ Was haben die kleinen Hunde für einen Tanz getanzt?

> ▶ Was hat der Goldfisch gemacht?

> ▶ Welche Farbe hatte das Papier für die Gedächtnisübung?

> ▶ Wodurch wurde der Wandteppich zusammengehalten?

TAG 24: ÜBUNG 3

Sehen Sie sich die Route durch das Gitter an, decken Sie dann alles ab und zeichnen die Route in das leere Gitter unten.

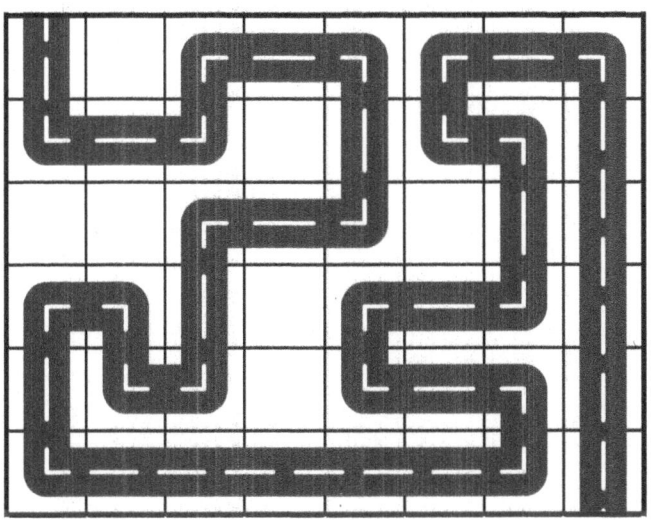

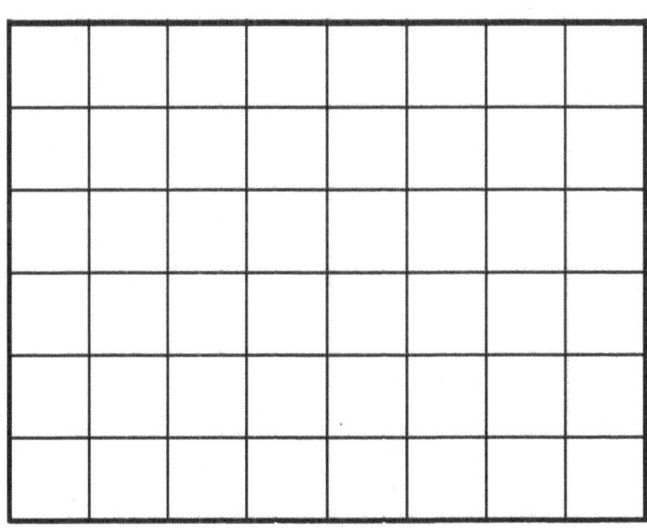

TAG 25 REIM UND RHYTHMUS

+ Wir merken uns Dinge leichter, wenn sie sich reimen.

+ Sätze, die sich einfach aussprechen lassen, sind auch einfacher zu lernen.

+ Denken Sie sich für das Lernen bestimmter Fakten kurze Zweizeiler aus, die sich reimen.

WAS?

Generationen von Schulkindern haben mit »Sieben-fünf-drei, Rom schlüpft aus dem Ei« das Gründungsdatum der Stadt gelernt. Allein schon die Reimform hilft, den Fakt einprägsamer zu machen, obwohl es jede Menge Jahre gibt, die auf »-ei« enden.

WARUM?

Das Gehirn mag Muster und Abfolgen, denn auf diese Weise kann es etwas über die Welt und über die Zusammenhänge der Dinge untereinander lernen. Aus diesem Grund findet das Gehirn auch Dinge, die wir lernen wollen, interessanter, wenn wir sie in ein Muster verpacken. Und »interessanter« bedeutet in diesem Zusammenhang »einprägsamer«. Das funktioniert durch Reime oder indem man wie in einem Lied, einem Sprechgesang oder einem Gedicht reimt.

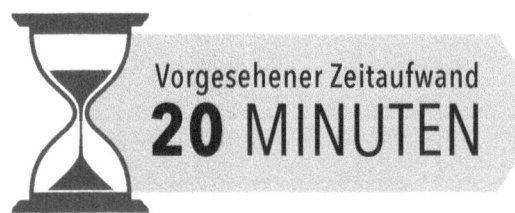
Vorgesehener Zeitaufwand
20 MINUTEN

▶ ÜBUNGEN ◀

TAG 25: ÜBUNG 1

Versuchen Sie, einen kurzen Reim zu schreiben, in dem Sie Fakten über Christopher Kolumbus unterbringen.

> ▶ Christopher Kolumbus lebte vom
> 31. Oktober 1451 bis zum 20. Mai 1506.

> ▶ Der gebürtige Italiener segelte vier Mal
> im Auftrag Spaniens über den Atlantik.

Vielleicht enthält der Reim nur sein Geburts- und/oder Todesjahr und dass er viermal über den Atlantik segelte, vielleicht aber auch die genauen Daten.

Schreiben Sie Ihren Reim auf und lesen Sie ihn sich ein paar Mal durch.

_____

_____

_____

_____

Machen Sie jetzt ein paar Minuten Pause (oder auch viel länger, wenn Sie möchten) und versuchen Sie im Anschluss, die folgenden Fragen zu beantworten:

> ▶ In welchem Jahr kam Kolumbus zur Welt?

> ▶ Welchen beiden Nationen fühlte sich Kolumbus verpflichtet?

> ▶ In welchem Jahr ist Kolumbus gestorben?

TAG 25: ÜBUNG 2

Schreiben Sie für die folgenden Fakten kurze, sich reimende Gedichte:

> ▶ Am Sonntag, den 29. April 1770, landete James Cook
> in Botany Bay, Australien. Es war der Beginn der
> Kolonialisierung Australiens durch die Briten.

_____

_____

_____

_____

> ▶ Den Begriff »Neue Welt« prägte 1503 Amerigo Vespucci.
> In einem auf Latein verfassten Schreiben sprach er von der
> »Mundus Novus« und erklärte, bei den neu entdeckten Gebieten
> handele es sich nicht um den Osten Asiens, sondern um einen
> neuen Kontinent ... eine neue Welt. Später wurde das Land nach
> ihm auf den Namen »Amerika« getauft.

_____

_____

_____

_____

TAG 25: ÜBUNG 3

Nutzen Sie einen rhythmischen oder reimenden Stil, der Ihnen zusagt, um einen Text zu schreiben, mit dessen Hilfe Sie die folgenden Namen lernen können:

SOPHIA

JACKSON

ISABELLA

LOGAN

AMELIA

CARTER

HARPER

LAYLA

JACOB

ELLA

AKRONYME

+ Merken Sie sich kurze Abschnitte durch Akronyme.

+ Verkürzen Sie mehrere Punkte zu einem einzelnen »Wort«.

+ Diese Methode ist eine Gedächtnisstütze für andere Begriffe.

WAS?

Oftmals ist man mit einer Reihe von Dingen vertraut, hat aber Probleme, sich an sämtliche davon zu erinnern. Hier kann eine Abkürzung oder ein Akronym von Nutzen sein. Sie lernen einen einzelnen Begriff, den Sie dann dafür einsetzen, sich alle benötigten weiteren Dinge wieder ins Gedächtnis zu rufen.

WARUM?

Akronyme – und Abkürzungen ganz allgemein – sind eine gute Methode, die Menge an Informationen, die man lernen muss, zu verringern. Indem Sie sich ein einzelnes »Wort« merken, lernen Sie einen Auslöser, der Ihnen später dazu dient, Sie an all die einzelnen Wörter zu erinnern, aus denen sich das Akronym zusammensetzt. Diese Methode ist nützlich beim Lernen kleinerer Informationsmengen und kann auch für kurze Bestellungen genutzt werden.

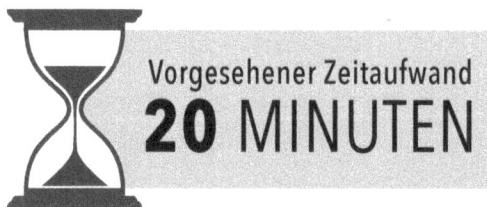

Vorgesehener Zeitaufwand
20 MINUTEN

WAS IST EIN AKRONYM?

Ein Akronym bildet man aus den Anfangsbuchstaben anderer Wörter, etwa »DVD« für Digital Versatile Disc. Im Internet-Sprachgebrauch werden häufig Akronyme verwendet, beispielsweise »LOL« für »Laughing out loud« (»Lautes Lachen«) oder »TL;DR« für »Too long; didn't read« (»Zu lang, nicht gelesen«). Akronyme können aber auch nützlich sein, wenn man sich einfacher Notizen machen möchte.

AKRONYME IN DER PRAXIS

Akronyme erfordern nicht unbedingt gewaltige geistige Leistungen. ROGGBIV beispielsweise hat zwar etwas von einem Zungenbrecher, fällt Ihnen aber möglicherweise rasch wieder ein, wenn Sie sich erinnern wollen, aus welchen Farben sich ein Regenbogen zusammensetzt (Rot, Orange, Gelb, Grün, Blau, Indigo, Violett).

Am besten funktionieren Akronyme, wenn Sie mit einem Thema zumindest in groben Zügen vertraut sind. Wenn Ihnen Biochemie vollkommen fremd ist, werden Sie sich das Akronym G-CAT wohl merken können, aber Sie werden nicht darauf kommen, dass dies als Eselsbrücke dafür gedacht ist, dass die vier DNA-Basen Guanin, Cytosin, Adenin und Thymin heißen.

ABKÜRZUNGEN IM ALLGEMEINEN

Zum Erinnern müssen Sie kein perfektes Akronym erschaffen. Arbeiten Sie einfach mit den Abkürzungen, die Ihnen gefallen. Wenn Sie sich also merken wollen, dass Denver die Hauptstadt des US-Bundesstaats Colorado ist, dann nehmen Sie vielleicht einfach die ersten beiden Buchstaben des jeweiligen Worts und bilden daraus »CoDe« oder »DeCo«, je nachdem, welches Ihnen lieber ist. Das Wort »Code« ist von Natur aus einfacher zu merken als die beiden eigenständigen Fakten. Solange Sie also eine vage Erinnerung an »Colorado« und »Denver« haben, werden Sie sich anhand der beiden Buchstabenpaare an die beiden erinnern.

TAG 26: ÜBUNG 1

In dem Weihnachtslied »Rudolph, The Red-Nosed Reindeer« werden die acht Rentiere, die den Schlitten des Weihnachtsmanns ziehen, in der folgenden Reihenfolge genannt. Überlegen Sie sich ein Akronym, das Ihnen hilft, sich die Reihenfolge einzuprägen.

DASHER

DANCER

PRANCER

VIXEN

COMET

CUPID

DONNER

BLITZEN

Bei den meisten Namen kann man den Ursprung erraten, aber wussten Sie, dass »to prance« »tänzeln« bedeutet und dass »Vixen« ein weiblicher Fuchs ist?

TAG 26: ÜBUNG 2

Jetzt haben wir es mit einer echten historischen Reihe zu tun, für die Sie eine einprägsame Abkürzung suchen sollen. Finden Sie einen Weg, die sieben Weltwunder der Antike kompakt darzustellen? Die Reihenfolge können Sie dabei völlig nach Belieben wählen.

> ▶ Koloss von Rhodos
>
> ▶ Pyramiden von Gizeh
>
> ▶ Hängende Gärten von Babylon
>
> ▶ Leuchtturm von Alexandria
>
> ▶ Mausoleum von Halikarnassos
>
> ▶ Zeus-Statue in Olympia
>
> ▶ Artemis-Tempel in Ephesos

Nur ein einziges dieser Weltwunder hat die Zeit überdauert, nämlich die Cheops-Pyramide im ägyptischen Gizeh.

TAG 26: ÜBUNG 3

Bei welchen Dingen haben Sie immer wieder Aussetzer, wenn Sie sich an sie erinnern sollen oder wollen? Erstellen Sie eine kurze Liste und denken Sie sich ein eigenes Akronym oder eine eigene Abkürzung aus, die Ihnen das Erinnern künftig einfacher macht. Schreiben Sie das Thema hier auf:

AKROSTICHA UND MERKSÄTZE

+ Beim Akrostichon, auch *Leistenvers* genannt, handelt es sich um ein antikes Schreibspiel, bei dem die Laute eines Wortes senkrecht untereinander geschrieben stehen. Es steht als Thema des poetischen Textes. Jeder Buchstabe bildet dabei den Anfang eines Wortes oder eines Satzes. Dabei darf es sich reimen, muss es aber nicht.

+ Die Anfangsbuchstaben eines Satzes lassen sich als Gedächtnisstützen nutzen.

+ Am einprägsamsten sind treffende oder unterhaltsame Phrasen.

+ Sie können auch mit Reimen oder rhythmischen Sätzen arbeiten.

WAS?

»Alle ehemaligen Kanzler besorgen samstags keine Semmeln mehr.« Was inhaltlich erst einmal Fragen aufwirft, erweist sich als Merksatz für die Reihenfolge der deutschen Bundeskanzler seit 1949 – Adenauer, Erhard, Kiesinger, Brandt, Schmidt, Kohl, Schröder, Merkel.

WARUM?

Manchmal hat man es mit einer Buchstabenabfolge zu tun, die sich nur schwer merken lässt und die sich nicht beliebig neu arrangieren lässt. In solchen Fällen kann es sein, dass ein Satz, bei dem die Wörter mit diesen Buchstaben beginnen, leichter zu merken ist.

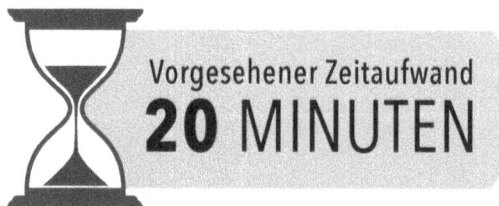

Vorgesehener Zeitaufwand
20 MINUTEN

▶ ÜBUNGEN ◀

TAG 27: ÜBUNG 1

Dass Christen sich gerne durch ein Fisch-Symbol zu erkennen geben, hängt mit einem der bekanntesten Akrosticha überhaupt zusammen. Das altgriechische »Ieosous Christos, Theou Yios Soter« (»Jesus Christus Gottes Sohn Erlöser«) fügt sich zum Akrostichon »Ichtys« zusammen, was nichts Anderes als »Fisch« bedeutet. Über ROGGBIV als Abkürzung für die Farben des Regenbogens hatten wir bereits gesprochen. Überlegen Sie sich nun Ihren eigenen Merksatz für die Farben. Versuchen Sie, sich etwas auszudenken, was Sie leicht aussprechen können, denn wenn Sie bereits bei der Wiedergabe ins Stolpern geraten, lässt sich der Satz wahrscheinlich auch schwieriger im Gedächtnis behalten.

ROGGBIV

_____

_____

TAG 27: ÜBUNG 2

Um sich die Reihenfolge der Planeten in unserem Sonnensystem einzuprägen, gibt es den Merksatz »Mein Vater erklärt mir jeden Sonntag unseren Nachthimmel« (Merkur, Venus, Erde, Mars, Jupiter, Saturn, Uranus, Neptun). Fällt Ihnen ein anderes Akrostichon ein?

MVEMJSUN

_____

_____

_____

TAG 27: ÜBUNG 3

Denken Sie sich nun ein längeres Akrostichon aus, mit dem Sie sich die Liste aller Könige und Königinnen von Großbritannien einprägen (beachten Sie, dass in der zweiten Zeile vier aufeinanderfolgende Könige stehen):

ANNE

GEORG I., II., III. UND IV.

WILHELM IV.

VICTORIA

EDUARD VII.

GEORG V.

EDUARD VIII.

GEORG VI.

ELISABETH II.

TAG 27: ÜBUNG 4

Schreiben Sie ein Akrostichon in Gedichtform, das Ihnen hilft, sich zu merken, wo diese zehn Olympischen Sommerspiele stattgefunden haben:

1960: ROM

1964: TOKIO

1968: MEXIKO-STADT

1972: MÜNCHEN

1976: MONTREAL

1980: MOSKAU

1984: LOS ANGELES

1988: SEOUL

1992: BARCELONA

1996: ATLANTA

ANKERWÖRTER

+ Lernen Sie mithilfe von Ankerwörtern Listen einfacher auswendig.

+ An diesen Ankern können Sie unterschiedliche Dinge anbringen.

+ Einmal erstellte Anker, können Sie beliebig oft verwenden.

WAS?

Erstellen Sie nach Ihren eigenen Vorstellungen eine willkürliche Liste visueller Ankerwörter, beispielsweise »Schuh«, »Tennisschläger«, »Schimpanse« und so weiter. Diese Liste sogenannter Ankerwörter (oder auch Pegwords) lernen Sie dann auswendig. Müssen Sie sich das nächste Mal eine Liste einprägen, »hängen« Sie die Dinge aus dieser Liste einfach an die Anker und nutzen Ihre Visualisierung der Anker dafür, eine starke und gut zu merkende visuelle Verbindung zu dem Gegenstand zu erschaffen. Die Ankerwörter beherrschen Sie bereits in- und auswendig, deshalb können Sie dank dieser einprägsamen Verbindung die gesamte Liste abrufen – noch dazu in der gewünschten Reihenfolge!

WARUM?

Visuelle Verbindungen können wir uns sehr gut einprägen, vor allem dann, wenn sie unterhaltsam oder auf irgendeine Weise verblüffend sind. Indem Sie im Vorfeld eine Liste visueller Dinge lernen, zu denen Sie eine Verbindung haben, können Sie sich fortan das Auswendiglernen von Listen deutlich vereinfachen.

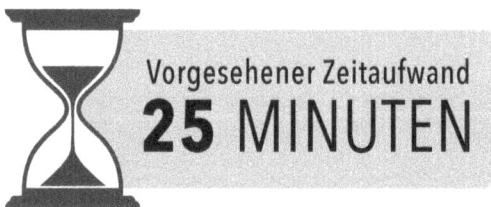

Vorgesehener Zeitaufwand
25 MINUTEN

▶ AUSFÜHRLICH ◀

BAUEN SIE SICH IHRE ANKERWÖRTER

Der erste Schritt beim Pegword-System besteht darin, dass Sie sich einige Anker überlegen. Sie können dafür verwenden, was Sie wollen, aber es sollte sich um Dinge handeln, zu denen Sie vor Ihrem inneren Auge ein deutliches Bild haben. Hier sind fünf Beispiele für Ankerwörter, die Sie benutzen könnten:

- ▶ ein Gartenschlauch
- ▶ ein 500-Teile-Puzzle
- ▶ ein Paar fluoreszierende Schnürsenkel
- ▶ ein Bienenschwarm
- ▶ ein Satz Spielkarten

Im nächsten Schritt geht es darum, diese Ankerwörter abzuspeichern. Das erfordert vielleicht einige Anstrengung, muss aber nur ein einziges Mal getan werden und hilft bei allen künftigen Listen.

Wenn Sie sich nun an das Einprägen einer Liste machen, hängen Sie die Punkte auf der Liste auf irgendeine Weise an die Anker. Nehmen wir an, Sie müssten Orangensaft, Schinken, Äpfel, Eier und Schokolade einkaufen, dann könnten Sie sich Folgendes vorstellen:

- ▶ Orangensaft, der aus einem Gartenschlauch fließt
- ▶ ein essbares Puzzle aus Schinken
- ▶ Äpfel, die an Schnürsenkeln in grellen Farben herunterhängen
- ▶ Bienen, die einem Ei hinterherjagen, das einen Hügel herabrollt
- ▶ ein Satz Spielkarten aus Schokoladenpapier

Um diese Punkte abzurufen, gehen Sie einfach die zuvor bereits eingeprägten Ankerwörter durch.

▶ ÜBUNGEN ◀

TAG 28: ÜBUNG 1

Erschaffen Sie sich Ihren eigenen Satz Ankerwörter für Erinnerungen. Denken Sie sich acht Gegenstände aus, von denen Sie vor Ihrem inneren Auge ein klares Bild haben und bei denen Sie sich realistisch vorstellen können, Gegenstände daran »aufzuhängen«. Es hilft, wenn die acht Gegenstände unterschiedlicher Art sind. Die Ankerwörter müssen nicht zwingend Objekte sein, es können auch Konzepte (zum Beispiel »Himmel«) oder Orte sein, mit denen Sie vertraut sind, etwa eine bestimmte Straßenkreuzung, ein Raum oder ein anderer Ort.

Notieren Sie sich Ihre ersten acht Ankerwörter:

▶ 1: _____

▶ 2: _____

▶ 3: _____

▶ 4: _____

▶ 5: _____

▶ 6: _____

▶ 7: _____

▶ 8: _____

Lernen Sie Ihre Ankerwörter auswendig. Diese Mühe wird sich bezahlt machen, wenn Sie sie künftig jederzeit auf Abruf parat haben.

TAG 28: ÜBUNG 2

Haben Sie Ihre Ankerwörter erstellt, können Sie damit anfangen, sich mit ihnen Listen von Dingen einzuprägen. Im ersten Schritt müssen Sie einen Weg finden, die Gegenstände und die Anker miteinander zu verbinden. Versuchen Sie, die Liste der folgenden Dinge mit Ihren persönlichen Ankerwörtern zu verbinden. Wenn Sie Ihre Anker noch nicht alle auswendig parat haben, sehen Sie gerne auf der vorigen Seite noch einmal nach.

▶ Marmeladenbrötchen

_____

▶ ein rotes Auto

_____

▶ ein Maiskolben

_____

▶ ein Diamantring

_____

▶ eine Weinbergschnecke

_____

▶ ein Heuhaufen

_____

▶ ein Stapel Notizblätter

_____

▶ ein Geschirrspüler

_____

TAG 28: ÜBUNG 3

Sie haben nun eine Liste mit Ankerwörtern, eine Liste mit Gegenständen, die Sie an diese Anker hängen können, und einige Ideen, wie Sie Gegenstände und Anker miteinander verknüpfen können.

Lesen Sie sich noch einmal die Liste Ihrer Ideen auf der vorigen Seite durch und versuchen Sie, Ihre Ankerwörter zusammen mit den acht Gegenständen anzuwenden.

Jetzt ist es an der Zeit, die »Erinnerungsanker« auszuprobieren! Sind Sie noch nicht sattelfest, was die acht Ankerwörter angeht, schreiben Sie am besten zur Erinnerung alle acht noch einmal auf.

▶ 1: _____   ▶ 5: _____

▶ 2: _____   ▶ 6: _____

▶ 3: _____   ▶ 7: _____

▶ 4: _____   ▶ 8: _____

Jetzt schreiben Sie bitte – ohne nachzusehen – alle acht Gegenstände auf, die Sie an die Anker hängen sollten.

▶ 1: _____   ▶ 5: _____

▶ 2: _____   ▶ 6: _____

▶ 3: _____   ▶ 7: _____

▶ 4: _____   ▶ 8: _____

TAG 28: ÜBUNG 4

Überlegen Sie sich zwei weitere Begriffe, sodass Ihnen insgesamt zehn Anker zur Verfügung stehen:

▶ 9: _____

▶ 10: _____

Für die zehn Anker überlegen Sie sich nun visuelle Verbindungen, mit denen Sie die folgenden zehn Gegenstände abspeichern können:

> ▶ 1: ein Schokoriegel
>
> ▶ 2: eine Computertastatur
>
> ▶ 3: ein Internetrouter
>
> ▶ 4: der Planet Jupiter
>
> ▶ 5: ein kleiner Kieselstein
>
> ▶ 6: ein Wal
>
> ▶ 7: ein Stapel Münzen
>
> ▶ 8: eine Flasche Feuchtigkeitscreme
>
> ▶ 9: ein Tennisball
>
> ▶ 10: ein Wörterbuch

Wenn Sie fertig sind, decken Sie die obige Liste ab und versuchen, möglichst alle zehn Gegenstände aufzuzählen. Schreiben Sie Ihre Antworten auf ein leeres Blatt Papier. Vergleichen Sie das Resultat anschließend mit der obigen Liste. Und? Wie gut haben Sie abgeschnitten?

TAG 29 GEDÄCHTNIS-PALÄSTE

+ Diese Methode ist sehr gut geeignet, sich Listen einzuprägen.

+ Sie zu erlernen, ist etwas mühsam, aber es lohnt sich.

+ So behalten Sie nicht nur die richtigen Dinge im Kopf, sondern auch in der gewünschten Reihenfolge.

WAS?

Ankerwörter sind eine tolle Methode, eine Liste von Dingen abzuspeichern, aber mit der sogenannten Loci- oder Lokus-Methode lässt sich das Konzept noch auf eine ganz andere Ebene führen. Hier wird mit sogenannten Gedächtnispalästen gearbeitet. Dabei handelt es sich um ein Gebäude, das man in seiner Erinnerung abspeichert und nach einer festgelegten Route durchwandert. Unterwegs kann man Dinge »ablegen« und sie zu einem späteren Zeitpunkt zurückholen.

WARUM?

Wir erinnern uns leichter an etwas, wenn sich die Erinnerung durch eine Verknüpfung zu etwas anderem abrufen lässt. Wenn wir uns eine feste Route durch uns bekannte und für uns visualisierbare Orte einprägen, haben wir einen erlernten Trigger für jede Sache an der Hand, an die wir uns erinnern wollen. Indem wir einen Weg beschreiten, den wir uns vorstellen können, nutzen wir mächtige visuelle Abrufmöglichkeiten dazu, Objekte mit diesen Auslösern zu verknüpfen.

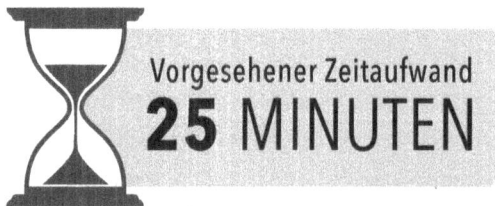

Vorgesehener Zeitaufwand
25 MINUTEN

BAUEN SIE IHREN PALAST

Ein Palast besteht aus vielen Räumen, aber Sie können auch klein anfangen, beispielsweise mit einem Haus, mit dem Sie vertraut sind. Um das Prinzip zu verdeutlichen, lassen Sie uns annehmen, dass dieses Haus einen Flur hat, der ins Wohnzimmer führt. Von dort aus gelangen Sie in die Küche, dann geht es die Treppe hinauf zum Schlafzimmer. Dieses Haus und der Weg hindurch sind jetzt Ihr Gedächtnispalast.

Je mehr Stopps Sie unterwegs einlegen, desto mehr Gegenstände können Sie abspeichern.

Egal, welchen Weg Sie auch nehmen, Schritt eins besteht darin, dass Sie sich diese Route einprägen. Die Route selbst müssen Sie nur ein einziges Mal lernen, anschließend können Sie sie wieder und wieder verwenden. Insofern lohnt es, etwas mehr Zeit anzusetzen und einen starken und von vielen Erinnerungen geprägten Gedächtnispalast aufzubauen, denn möglicherweise werden Sie den Rest Ihres Lebens in diesem Gedächtnispalast unterwegs sein.

Genauso gut können Sie aber auch bescheidener anfangen und weitere Räume und Orte hinzufügen, wenn Ihnen das Prinzip geläufiger ist. Diese Räume und Orte müssen geografisch nicht zur realen Welt passen, Sie können also genauso gut durch das Fenster in Ihrem Schlafzimmer in ein Bürogebäude wechseln, ins Fitnessstudio oder womöglich in einen Vergnügungspark. Alles geht, solange Sie damit vertraut sind oder es sich in ausreichender Detailschärfe vorstellen können.

Wie die meisten starken Merkstrategien ist auch beim Gedächtnispalast anfänglich relativ viel Arbeit erforderlich, doch diese Vorarbeiten können in den folgenden Jahren sehr reichlich Früchte tragen, wenn es darum geht, sich rasch und zuverlässig große Mengen an Dingen zu merken. »Dinge« ist in diesem Zusammenhang sehr weit gesteckt zu verstehen – es kann sich genauso um Zahlen, Namen, Personen oder Orte handeln wie auch um alle sonstigen Inhalte, die Sie in Ihrem Gedächtnispalast einlagern möchten.

NUTZEN SIE IHREN PALAST

Ihr Palast steht, nun ist es an der Zeit, ihn zu nutzen. Wir greifen auf den Gedächtnispalast von der vorigen Seite zurück, aber Sie können ihn gedanklich auch durch Ihren eigenen Palast ersetzen.

Nehmen wir an, Sie möchten die folgenden alltäglichen und deshalb nicht sonderlich einprägsamen Dinge im Gedächtnis behalten:

▶ Käse   ▶ Schinken   ▶ Zeitung

▶ Brot   ▶ Butter

Sie nutzen Ihren Gedächtnispalast nun wie folgt:

▶ Den Käse legen Sie in den Flur. Stellen Sie sich beispielsweise einen löchrigen Käse vor, der an einem Schlüsselhalter hängt.

▶ Den Tisch im Wohnzimmer ersetzen Sie durch einen riesigen Laib Brot.

▶ An den Küchenwänden hängen Scheiben von Schinken.

▶ Schmieren Sie sämtliche Stufen der Treppe mit Butter ein. Vorsicht, Rutschgefahr!

▶ Statt mit einem Bettlaken beziehen Sie Ihr Bett mit einer Zeitung, wobei die einzelnen Seiten großzügig mit Klebeband verklebt sind.

Je komischer oder irgendwie abstruser die Visualisierung ist, desto besser. Das erleichtert es, sich daran zu erinnern, denn lustige Dinge können wir uns besser einprägen und weil wir uns zunächst die Mühe machen müssen, uns die lustigen Verbindungen auszudenken, müssen wir uns stärker darauf konzentrieren. Auch das macht die Dinge einprägsamer.

► ÜBUNGEN ◄

TAG 29: ÜBUNG 1

Jetzt sind Sie dran! Nutzen Sie den vorgegebenen Gedächtnispalast oder einen eigenen mit mindestens fünf Orten und prägen Sie sich die folgende seltsame Ansammlung von Dingen ein:

> ► ein kaputtes Ladekabel fürs Handy

> ► ein riesiger aufblasbarer Esel

> ► ein Satz Schachfiguren (die weiße Dame fehlt)

> ► ein verblasstes Foto von Ihnen als Baby

> ► ein Haufen ungewaschener Socken

Nachdem Sie sich die Aufgabe gerade durchgelesen haben, bleiben diese Dinge vermutlich noch eine Weile gut in Erinnerung, aber glauben Sie, Sie können sich morgen früh daran erinnern? Wenn Sie die Liste nur einmal durchgelesen haben, vermutlich nicht. Die Wahrscheinlichkeit wäre aber wohl deutlich größer, wenn Sie diese Dinge in Ihrem Gedächtnispalast unterbrächten. Je stärker die Verbindung zwischen den Räumen in Ihrem Palast und den Gegenständen, desto leichter werden sie wieder abrufbar sein.

Gehen Sie durch Ihren Gedächtnispalast und platzieren Sie jeden einzelnen Gegenstand. Wenn Sie einen Raum betreten, überlegen Sie sich eine Möglichkeit, wie Sie den Gegenstand mit dem Raum verknüpfen können. Ist das Ladekabel an eine Türklinke im Flur geknotet? Ist der Esel so groß, dass er das Wohnzimmer ausfüllt?

Solange Sie mit Ihrem Gedächtnispalast noch nicht voll und ganz vertraut sind, wird es Ihnen vermutlich schwerfallen, die Gegenstände in den jeweiligen Räumen unterzubringen. Aber auch hier gilt: Je mehr Übung Sie haben, desto einfacher wird es Ihnen fallen und mit der Zeit werden Sie sich ein Repertoire an Verknüpfungskonzepten aufbauen, das Sie wieder und wieder verwenden können.

TAG 29: ÜBUNG 1 (Fortsetzung)

Wie zufrieden sind Sie mit Ihrem Gedächtnispalast bislang? Wie viele der fünf Gegenstände können Sie abrufen?

Haben Sie Ihren Gedächtnispalast noch nicht memoriert, dann schreiben Sie zunächst eine Liste derjenigen Räume auf, in denen Sie Gegenstände platziert haben – ohne auf die Liste der Gegenstände zu schauen! Arbeiten Sie mit dem Beispielpalast, handelt es sich um den Hausflur, das Wohnzimmer, die Küche, die Treppe und das Schlafzimmer.

Versuchen Sie anschließend, die fünf Gegenstände von der vorhergehenden Seite aufzuschreiben, und zwar so detailliert, wie es nur geht.

▶ 1: _____

▶ 2: _____

▶ 3: _____

▶ 4: _____

▶ 5: _____

Wie ist es gelaufen? Blättern Sie auf die vorige Seite zurück und kontrollieren Sie, wie Sie abgeschnitten haben. Hat Ihnen der Gedächtnispalast geholfen, sich sowohl an die jeweiligen Dinge als auch die speziellen Einzelheiten dazu zu erinnern?

Haben Sie Gegenstände vergessen? Dann halten Sie bitte einen Moment inne und überlegen sich, was für ein Bild Sie verwendet haben, um den jeweiligen Gegenstand in dem jeweiligen Raum zu platzieren. Die Gegenstände waren ungewöhnlich detailliert, aber je auffälliger das visuelle Bild ist, das sie in Verbindung zu einem Raum setzt, desto einfacher können Sie sich die Gegenstände einprägen. Wann immer es zeitlich machbar ist, lohnt es sich, nach der bestmöglichen Verbindung zu forschen – und das wird nicht unbedingt immer die allererste Verbindung sein, die Ihnen in den Sinn kommt.

TAG 29: ÜBUNG 2

Erstellen Sie eine Liste der Räume, die sich in Ihrem Gedächtnispalast befinden (könnten). Ordnen Sie die Räume in einer Reihenfolge an, die beim Bereisen der Orte in der realen Welt Sinn ergeben würde, denn auf diese Weise können Sie sich die Reihenfolge viel natürlicher und einfacher vorstellen.

► 1: _____

► 2: _____

► 3: _____

► 4: _____

► 5: _____

► 6: _____

► 7: _____

► 8: _____

TAG 29: ÜBUNG 3

Versuchen Sie, mithilfe der oben aufgeführten Orte aus Ihrem Gedächtnispalast die nachfolgenden acht Objekte abzuspeichern – und dann auch abzurufen. (Wenn Ihnen das lieber ist, können Sie Ihre Orte auch ablesen.)

FISCH – TELEFON – FERNSEHER

TABLETT – HUT – SAFT – KATZE

KISTE

TAG 30 PALÄSTE MIT ANKERWÖRTERN

+ Ein Palast besteht aus einer Route, die durch einzelne Räume führt.

+ Innerhalb jedes Raums können Sie Anker platzieren, an denen Sie etwas aufhängen, an das Sie sich erinnern möchten.

+ Kombinieren Sie zum Lernen langer Listen die beiden Methoden.

WAS?

Wir kombinieren hier das Routenprinzip von Tag 29 mit der Pegwords-Methode von Tag 28. Sie erschaffen einfach in jedem Raum entlang des Wegs Anker, die Sie dann Ihrer Route durch den Raum hinzufügen. Sie können beispielsweise im Uhrzeigersinn durch den Raum spazieren und einen Anker nach dem anderen aufsuchen. Jetzt können Sie all Ihre Gegenstände an den Ankern in den Räumen anbringen, anstatt Sie direkt in den Raum zu legen (wie im einfachen Gedächtnispalast), oder Sie hängen sie an körperlosen Ankern auf (wie im simplen Ankerwort-System).

WARUM?

Sich einen Palast aufzubauen, der groß genug für das Abspeichern langer Listen ist, kann eine Herausforderung darstellen, aber wenn Sie in allen Räumen entlang der Strecke Anker platzieren, erweitern Sie auf einfachem Weg die Zahl der Dinge, die Sie sich merken können.

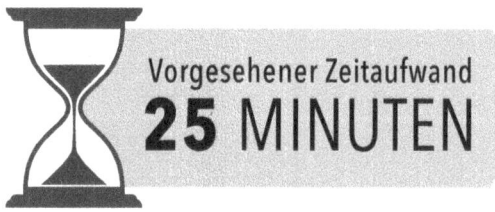

Vorgesehener Zeitaufwand
25 MINUTEN

▶ AUSFÜHRLICH ◀

DIE PALÄSTE BEKOMMEN ANKER

Haben Sie sich bereits wie in Tag 29 beschrieben einen Erinnerungspalast aufgebaut? Dann versuchen Sie doch einmal, den Räumen Anker hinzuzufügen. Wenn Ihr Palast auf realen Räumen basiert, dann könnte diese Aufgabe vergleichsweise einfach sein. Enthalten die Räume Auffälliges? Ein Gemälde, eine Couch, einen Tisch, ein Fenster, einen besonderen Schmuckgegenstand oder etwas in der Art? Falls ja, müssen Sie sich nur überlegen, was davon Sie als Anker nehmen wollen, und es Ihrer Route hinzufügen. Bewegen Sie sich in Ihrer Vorstellung stets in derselben Art und Weise durch den Raum, damit Sie die Gegenstände auch immer in der richtigen Reihenfolge abrufen können.

Selbst wenn Sie bereits einen Gedächtnispalast erschaffen haben, ist er nicht starr. Sie können ihn langsam erweitern, indem Sie Stück für Stück jedem Raum Anker hinzufügen. In einem Flur beispielsweise könnten Ihre Ankerpunkte die Eingangstür sein, ein Schlüsselbrett mit Haken und ein Notizbrett. Später könnten Sie dann Garderobenhaken und ein kleines Tischchen hinzufügen. Wichtig dabei ist, dass Sie vor Ihrem inneren Auge sowohl den Ort wie auch die Ankerpunkte deutlich sehen können und keine großen Anstrengungen unternehmen müssen, um sich die neu hinzugefügten Ankerpunkte vorstellen zu können.

Mit Ankerpunkten in Räumen zu arbeiten, bringt einen großen Vorteil mit sich – umso mehr, wenn die Anker und die Räume auf der realen Welt basieren: Auf diese Weise müssen Sie sich deutlich weniger anstrengen, um sich daran zu erinnern, als bei fiktiven Räumen und Ankern. Und während Sie sich mit dem Weg vertraut machen, können Sie in Ihren Palast springen und an einer beliebigen Stelle zu einer bestehenden Liste weitere Gegenstände hinzufügen.

Achten Sie aber darauf, sich die Reihenfolge der Ankerplätze in jedem Raum auf irgendeine Weise einzuprägen. Betrachten Sie die Gegenstände beispielsweise einen nach dem anderen, während Sie sich im Uhrzeigersinn durch den Raum drehen. Oder Sie wählen eine Route durch den Raum, die Sie auch in der Wirklichkeit nutzen würden.

TAG 30: ÜBUNG 1

Das muss nicht Ihr finaler Gedächtnispalast sein, in dem alle Ankerplätze einen festen Platz haben, aber um die Dinge in Gang zu bringen,
wählen Sie vier Räume aus und erstellen eine Liste möglicher Ankerplätze, die Sie in jedem Raum platzieren.

▶ Raum: _____

Ankerplätze: _____

_____

_____

▶ Raum: _____

Ankerplätze: _____

_____

_____

▶ Raum: _____

Ankerplätze: _____

_____

_____

▶ Raum: _____

Ankerplätze: _____

_____

_____

▶ ÜBUNGEN ◀

TAG 30: ÜBUNG 2

Nutzen Sie Ihren Gedächtnispalast mit den Ankern (oder den schriftlichen Ideen auf der gegenüberliegenden Seite), um die folgende Liste von 15 Dingen in Ihrem Palast abzuspeichern:

▶ Mikrowellenherd

▶ Essteller

▶ Schreibtisch

▶ Stifte-Set

▶ Malbuch

▶ Modell eines Gehirns

▶ Waage

▶ ein Paar Socken

▶ Fußball

▶ Globus

▶ Internet-Router

▶ Hemd

▶ Kunstdruck

▶ Teddybär

▶ Laserdrucker

EINKAUFSLISTEN

+ Merktechniken können Ihnen bei Alltagsaufgaben nützlich sein.

+ Schärfen Sie Ihre Fähigkeiten beim Einkaufen.

+ Sie können, was Sie benötigen, in einem Gedächtnispalast ablegen.

WAS?

Wenn Sie das nächste Mal einkaufen gehen, versuchen Sie doch einmal, mit einem Gedächtnispalast den Überblick darüber zu behalten, was zu besorgen ist. Sie können natürlich einen geschriebenen Einkaufszettel für alle Fälle mitnehmen, aber versuchen Sie ruhig, Ihr Gedächtnis im Alltag häufiger zu trainieren. Wenn Sie das bislang nicht gewohnt waren, werden auch Ihre Merktechniken besser werden, wenn Sie Ihr Erinnerungsvermögen regelmäßiger auf die Probe stellen.

WARUM?

Merktechniken sollten Sie sich nicht für die Situationen »aufsparen«, in denen es wirklich entscheidend ist, bestimmte Dinge nicht zu vergessen. Viel besser ist es, diese Methoden bei jeder sich bietenden Gelegenheit anzuwenden, um sich damit bestmöglich vertraut zu machen. Wann immer Sie beispielsweise mehrere Dinge rasch abspeichern müssen, hilft es, wenn Sie bei früheren Gelegenheiten mit dem Gedächtnispalast gearbeitet haben.

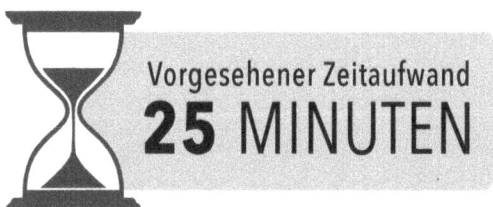

Vorgesehener Zeitaufwand
25 MINUTEN

TAG 31: ÜBUNG 1

Prägen Sie sich diesen Einkaufszettel mit unterschiedlichen Obstsorten ein. Nutzen Sie den Gedächtnispalast und/oder die Ankerworte oder eine andere Methode Ihrer Wahl. Können Sie sich ein bestimmtes Obst nicht vorstellen, überlegen Sie sich eine Verbindung, die Sie auf andere Weise an die Frucht erinnert – vielleicht gibt es etwas in derselben Farbe oder der Klang des Worts hilft Ihnen weiter.

▶ Pfirsich	▶ Kumquat
▶ Aprikose	▶ Sternfrucht
▶ Ugli	▶ Birne
▶ Grapefruit	▶ Satsuma
▶ Orange	▶ Kaki

TAG 31: ÜBUNG 2

Vielleicht fragen Sie sich, wie Sie sich Mengen am besten merken können. Für kleinere Mengen stellen Sie sich am besten den jeweiligen Gegenstand in der entsprechenden Menge vor oder Sie legen ein und denselben Gegenstand mehrfach ab. Bei größeren Mengen ist ein System hilfreich, das es Ihnen erlaubt, Zahlen durch Bilder auszudrücken. Ausführlicher werden wir an Tag 34 darüber sprechen. Jetzt versuchen Sie doch bitte erst einmal, sich diesen Einkaufszettel einzuprägen:

▶ 5 Äpfel	▶ 2 Ananas
▶ 3 Bananen	▶ 4 Papayas
▶ 10 Erdbeeren	▶ 3 Mangos

TAG 31: ÜBUNG 3

Prägen Sie sich bitte diese Liste möglicher Zutaten für einen Burger ein:

▶ Avocado	▶ Paprika
▶ Bacon	▶ Pilze
▶ Brötchen	▶ Relish
▶ Chilis	▶ Rinderhack
▶ Eier	▶ Röstzwiebeln
▶ Gewürzgurke	▶ Rote Bete
▶ Hühnerfleisch	▶ Salat
▶ Jalapeño	▶ Salz
▶ Käse	▶ Schweinehack
▶ Ketchup	▶ Senf
▶ Lammhack	▶ Tofu
▶ Mayonnaise	▶ Tomate
▶ Minze	▶ Zwiebel

Nachdem Sie sich die Liste eingeprägt haben, versuchen Sie, alle 26 Zutaten aufzuschreiben, ohne eine zu vergessen.

TAG 31: ÜBUNG 4

Prägen Sie sich diesen in Symbolen dargestellten Einkaufszettel ein.

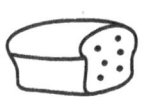 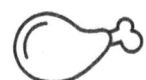 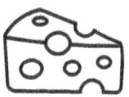 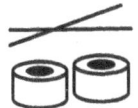

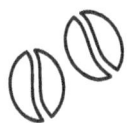 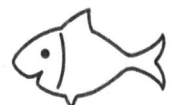 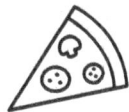 

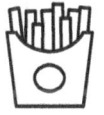 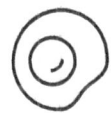  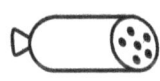

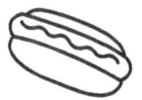 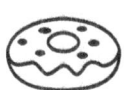 

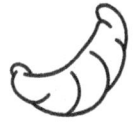 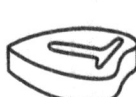  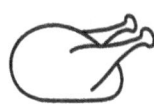

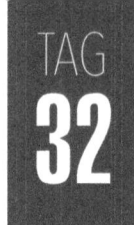

TEXT LERNEN

+ Manchmal muss man ganze Texte auswendig lernen.

+ Entscheidend sind hier Wiederholung und ein strukturierter Plan.

+ Sie sollten versuchen, sich besondere Stichworte einzuprägen, die den Text miteinander verknüpfen.

WAS?

Manchmal muss man eine vorbereitete Einführung vortragen oder sogar eine komplette Rede, bei der es auf präzise Sprache ankommt. Damit das gelingt, können Sie mit einer Mischung der Methoden arbeiten, die Sie bislang gelernt haben.

WARUM?

Natürlich können Sie einen Text auch lernen, indem Sie ihn wieder und wieder lesen, aber ein strukturiertes Vorgehen erleichtert die Arbeit und erhöht die Erfolgsaussichten. Das wiederum kann dazu führen, dass Sie mit mehr Selbstvertrauen auftreten, wodurch Ihnen die Aufgabe weniger enorm erscheint.

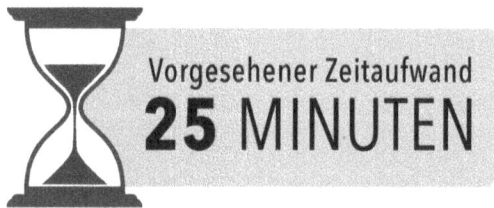

Vorgesehener Zeitaufwand
25 MINUTEN

► AUSFÜHRLICH ◄

TEXT LERNEN

Beginnen Sie, indem Sie den Text in die großen Blöcke zerlegen, aus denen er besteht. Abhängig von der Länge reden wir hier vielleicht über Sätze oder auch nur die Phrasen, die die Sätze bilden, es können aber auch eigenständige Themen im Rahmen einer größeren Präsentation sein. Als nächstes studieren Sie jeden dieser Blöcke für sich und achten auf die Teile, bei denen Ihnen das Auswendiglernen am schwersten fällt.

Vergessen Sie nicht: Wiederholen, wiederholen, wiederholen. Machen Sie sich also mit einem Block im Rahmen eines Probenplans vertraut – nehmen Sie sich den Part noch einmal in einer Stunde vor, in einigen Stunden, morgen und so weiter. Achten Sie darauf, in welchen Passagen Sie ins Schleudern geraten, und legen Sie für diese Stellen Extra-Schichten ein.

Fällt Ihnen der Wechsel von Block zu Block oder von Satz zu Satz schwer, dann nutzen Sie eine Verknüpfungsmethode dazu, die Blöcke miteinander zu verbinden. Suchen Sie nach visuellen Stützen, die Ihnen dabei helfen können, sich den Anfang eines Abschnitts ins Gedächtnis zu rufen. Wenn ein Satz beispielsweise mit »Die größte Stadt in Großbritannien ...« beginnt, stellen Sie sich dazu eine Großstadt vor. Finden Sie eine visuelle Verbindung zum Ende des vorigen Satzes, die den Übergang einprägsamer macht?

Alternativ könnten Sie für den Beginn eines jeden Satzes auch auf den Gedächtnispalast zurückgreifen. Haben Sie es allerdings mit einer großen Menge Text zu tun, werden Sie gleichzeitig Ihren Weg durch den Palast suchen und sich an den Text erinnern müssen, schließlich wollen Sie ja nicht jedes Mal wieder ganz am Anfang des Palastes stehen und sich auf die Suche nach dem Stichwort machen. Das wäre bei einer größeren Menge an Stichwörtern alles andere als praktikabel. Können Sie allerdings im Blick behalten, wo im Palast Sie sich gerade aufhalten, und gleichzeitig den Text wiedergeben, können Sie so viele Stichworte abspeichern, wie Ihr Palast Räume und Ankerplätze hergibt.

▶ ÜBUNGEN ◀

TAG 32: ÜBUNG 1

Lernen Sie den Anfang des Gedichts *An den Herbst* oder auch *An die Herbstzeit* von John Keats auswendig. Der natürliche Rhythmus des Gedichts sollte diese Aufgabe erleichtern:

> ❯❯ Du Zeit der Feuchte und der Fruchtbarkeit,
> Freundin des Sonnengotts, der Reife sendet,
> Mit ihm vereinigt, dass zur Süßigkeit
> Des Rankenweins betaute Traube endet,
> Dass Apfellast die moosigen Bäume biegt,
> Dass aller Früchte Herz von Saft durchquollen,
> Dass Kürbis schwillt und jede Nuss sich füllt
> Mit würzigem Kern, und weicher gelber Pollen
> In vielen späten Blumen wartend liegt,
> Und jede Biene schwer zur Zelle fliegt,
> Draus Sommers Segen schäumend überquillt. ❮❮

TAG 32: ÜBUNG 2

Lernen Sie den Anfang von Sir Arthur Conan Doyles *Ein Skandal in Böhmen* aus *Die Abenteuer des Sherlock Holmes* auswendig:

》 Für Sherlock Holmes ist sie immer nur DIE Frau. Ich habe kaum je gehört, dass er sie anders genannt hätte. In seinen Augen übertrifft und beherrscht sie ihr ganzes Geschlecht. Nicht dass er irgendein Gefühl wie Liebe für Irene Adler empfände. Alle Gefühle, und dieses im Besonderen, waren seinem kalten, präzisen, doch bewundernswert ausgeglichenen Verstand verhasst. Er war meines Wissens nach die vollkommenste Denk- und Beobachtungsmaschine, die die Welt je gesehen hat, doch als Liebhaber wäre er fehl am Platze gewesen. Von den zarteren Leidenschaften sprach er immer nur mit Hohn und Spott. Sie waren eine wunderbare Sache für den Beobachter – ausgezeichnet geeignet, den Schleier von den Motiven und Handlungen der Menschen zu lüften. Doch für einen geübten Denker waren derlei Einmischungen in sein empfindliches und fein justiertes Temperament ein Ablenkungsfaktor, der sämtliche Ergebnisse seiner Überlegungen in Zweifel ziehen konnte. Eine Verschmutzung in einem empfindlichen Instrument oder ein Sprung in einem seiner starken Vergrößerungsgläser wären für eine Natur wie seine nicht störender gewesen als ein starkes Gefühl. Und doch gab es für ihn diese einzige Frau, und diese Frau war die verstorbene Irene Adler von zweifelhaftem und fragwürdigem Andenken. 《

TAG 33 FÄHIGKEITEN ANEIGNEN

+ Es erfordert Übung, neue Fähigkeiten zu erwerben.

+ »Doppelt so lang« bedeutet nicht auch »doppelt so schnell«.

+ Schlaf ist wichtig, um Erlerntes zu verfestigen.

WAS?

Wenn Sie eine neue Fähigkeit erlernen, lernt das prozedurale Gedächtnis (wir hatten an Tag 4 darüber gesprochen), diese Fähigkeit so auszuüben, dass Sie dabei nicht bewusst darüber nachdenken müssen. Damit das reibungslos funktioniert, müssen Sie dem Gehirn allerdings Gelegenheit geben, aus den gemachten Erfahrungen zu lernen.

WARUM?

Während Sie schlafen, verarbeitet das Gehirn, was es den Tag über gelernt hat. Während einer längeren Übungseinheit lernen Sie vielleicht mehr, aber die Erträge sinken: Ihr Gehirn benötigt die Nachtruhe, um das Gelernte zu verarbeiten, Ihre Erfahrungen zu verarbeiten und Ihre Fähigkeiten zu verbessern. Hinzu kommt: Selbst wenn Ihr Körper ruht, kann Ihr Gehirn die Nutzung bestimmter Muskeln trainieren, indem es einfach darüber nachdenkt, diese Muskeln zu nutzen.

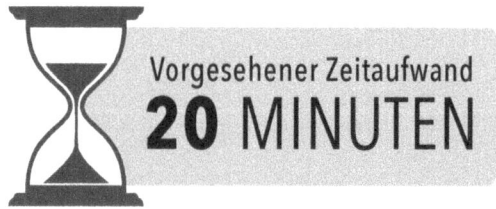

Vorgesehener Zeitaufwand
20 MINUTEN

▶ ÜBUNGEN ◀

TAG 33: ÜBUNG 1

Haben Sie es mit Jonglieren versucht? Jonglieren war eine der Übungen, die ich Ihnen an Tag 4 für das prozedurale Gedächtnis vorgeschlagen hatte, und es ist nicht unbedingt so schwer, wie es scheinen mag.

Suchen Sie sich drei Gegenstände von ähnlicher Größe, die Sie guten Gewissens und praktisch von Hand zu Hand werfen können. Nutzen Sie die gewählten Gegenstände als Jonglierbälle. Am ersten Tag beginnen Sie mit einem Ball. Werfen Sie ihn mit einer Hand hoch in die Luft und fangen Sie ihn mit derselben Hand wieder auf. Wiederholen Sie die Übung, bis Sie den Ball hochwerfen und fangen können, ohne dabei die Füße bewegen zu müssen. Wiederholen Sie das Ganze dann mit der anderen Hand.

Am zweiten Tag überprüfen Sie zunächst, wie es um Ihre Fähigkeiten von Tag 1 steht. Haben Sie ein gutes Gefühl, fahren Sie mit dem nächsten Schritt fort, wenn nicht, wiederholen Sie Tag 1. Wenn Sie soweit sind, werfen Sie einen Ball in einem Bogen hoch und fangen ihn mit der anderen Hand. Wiederholen Sie diese Übung, bis es Ihnen problemlos und ohne die Füße zu bewegen gelingt. Wiederholen Sie das Ganze dann mit der anderen Hand.

Wiederholen Sie Tag 1 und 2, bis Sie diese Übungen mehr oder weniger problemlos absolvieren können. Bringen Sie dann den zweiten Ball ins Spiel. Werfen Sie den ersten Ball von Ihrer dominanten Hand zur anderen und während er noch in der Luft ist, werfen Sie einen Augenblick später den zweiten Ball von der schwächeren zur dominanten Hand. Fangen Sie beide. Wiederholen Sie die Übung, bis sie Ihnen fließend gelingt. Wiederholen Sie die Übung anschließend, bis Sie sie ununterbrochen fortführen können.

Im nächsten Schritt fügen Sie einen dritten Ball hinzu. Nehmen Sie zwei Bälle in Ihre dominante Hand und einen in die andere. Werfen Sie die Bälle in der Reihenfolge »Einen aus der dominanten Hand, den aus der anderen Hand, den anderen aus der dominanten Hand«. Und wieder von vorn. Und weitermachen. Und üben!

TAG 33: ÜBUNG 2

Können Sie eine Karte forcieren? So heißt es, wenn ein Magier vermeintlich wahllos eine Karte auswählt oder jemandem aus dem Publikum eine beliebige Karte wählen lässt, doch tatsächlich stets eine bestimmte ausgesuchte Karte erscheint. Es gibt hunderte Methoden, aber hier ist eine simple Variante, die Sie mit ein klein wenig Übung erlernen können.

Drehen Sie einen Satz Spielkarten mit der Vorderseite nach unten. Legen Sie die Karte, die Sie forcieren wollen, mit der Vorderseite nach unten ganz unten in den Stapel.

Um den Trick durchzuführen, nehmen Sie sich den Kartenstapel und mischen ihn ganz normal, wobei Sie darauf achten sollten, dass Ihr Publikum die Vorderseite der Karten nicht zu sehen bekommt. Der Unterschied zum normalen Mischen: Sie achten darauf, dass Sie bei jedem Mischen die finale Gruppe von Karten wieder dorthin packen, wo sie zu Anfang war, nämlich ganz unten im Stapel. Auf diese Weise sorgen Sie dafür, dass die unterste Karte unverändert bleibt.

Bevor Sie das »Mischen« beenden, kommt noch ein abschließendes besonderes Mischen. Klemmen Sie das Blatt hart zwischen Finger und Daumen der Hand, die die Karten hält und entgegennimmt. Ziehen Sie dann die Mitte des Stapels mit der Mischhand fest heraus. Dadurch werden die oberste und die unterste Karte des Stapels in Ihrer Hand zusammengedrückt. Mischen Sie den restlichen Stapel rasch in den Raum zwischen diesen Karten, wobei Sie darauf achten müssen, dass keine Karten in den Raum oberhalb Ihrer beiden Karten kommen. »Ihre« Karte ist nun also die zweite von oben. Möchten Sie sie ganz oben haben, wiederholen Sie den speziellen Kniff (sodass sie nun in der anderen Hand ganz oben ist) und fügen Sie die erste Gruppe von Karten dem Stapel oben und den Rest dem Stapel unten hinzu.

TAG 33: ÜBUNG 3

Hier ist noch ein weiterer einfacher Zaubertrick, der nur wenig Übung erfordert, aber überraschend beeindruckend ist. Es geht darum, eine Münze auf magische Weise von der einen in die andere Hand zu bewegen.

Sie benötigen dafür zwei Münzen, je schwerer, desto besser und idealerweise vom selben Wert.

Die eine Münze platzieren Sie in Ihrer dominanten Hand auf der Handfläche, und zwar an der Wurzel des Daumens. Klemmen Sie die Münze dann mit dem Daumen ein. Als nächstes greifen Sie die andere Münze mit Ihrer dominanten Hand und platzieren Sie gegenüberliegend vom Daumen (unterhalb Ihres kleinen Fingers) auf der Handfläche.

Legen Sie nun beide Hände flach so auf den Tisch, dass die beiden Handflächen mit den Münzen nach oben zeigen. Es sollte wirken, als würden sie dort einfach nur liegen – und seien nicht perfekt positioniert.

Achten Sie darauf, dass Ihre Hände zwei Handbreit voneinander entfernt sind. Klappen Sie nun beide Hände rasch nach innen, wobei der äußere Rand der jeweiligen Hand auf dem Tisch bleiben sollte. Wenn Sie alles richtig gemacht haben, sollten die Daumen fast nebeneinander liegen.

Und das war es auch schon. Die Münze, die Sie an der Daumenwurzel hatten, sollte beim Umdrehen der Hände zur anderen Hand hinübergeflogen sein und darunter versteckt liegen. Wenn es nicht auf Anhieb funktioniert, experimentieren und üben Sie, bis es funktioniert.

UMGANG MIT ZAHLEN

+ Bündeln Sie mehrstellige Zahlen zu kleineren Paketen.

+ Legen Sie sich im Vorfeld eine visuelle Darstellung für nützliche Werte zurecht.

+ Lernen Sie Multiplikationstabellen bis zum Zehnfachen auswendig.

WAS?

Es kann eine knifflige Aufgabe sein, sich Mengen und überhaupt Zahlen zu merken. Bei längeren Zahlen können Sie mit der Bündelungs-Methode Zahlenkolonnen in handlichere Pakete zerlegen. Kleinere Päckchen wiederum lassen sich gut mit Bildern abspeichern, die Sie im Vorfeld auswendig gelernt haben. Jedes Bild steht für eine Zahl.

WARUM?

Zahlen sind im Normalfall nicht mit starken visuellen Bildern verbunden und das gilt für höhere Zahlen umso mehr. Doch Sie können sich Ihre ganz persönliche Darstellung von Zahlen überlegen und dann mithilfe des Gedächtnispalasts oder anderen Methoden Zahlen relativ einfach an Ankern befestigen.

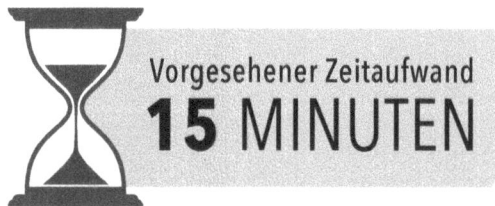

Vorgesehener Zeitaufwand
15 MINUTEN

▶ ÜBUNGEN ◀

BEMERKENSWERTE ZAHLEN

Wir haben uns bereits angesehen, wie Sie mehrstellige Zahlen so unterteilen können, dass sie sich leichter memorieren lassen. Diese Blöcke können Wörter sein, die für die Zahlen stehen (»Fünfzig« ist leichter zu merken als »fünf null«), oder Sie versuchen, den Zahlen eine Bedeutung zu geben. 2413 beispielsweise könnten Sie als »24 und 13« abspeichern, was vielleicht für »Weihnachten Unglück« steht. Stellen Sie sich dazu den Weihnachtsmann vor, wie er unter einer Leiter hindurchgeht. Dieses Bild ist weitaus einprägsamer als die beliebige Zahl 2413.

Andere Zahlen besitzen vielleicht bereits eine Bedeutung, die sich Ihnen sofort eröffnet. Der Tag des Monats beispielsweise, an dem Sie Geburtstag haben, lässt sich problemlos als »Geburtstag« visualisieren. Nützlich sind Bilder, die sich wie ein Adjektiv als Beiwörter für andere Bilder einsetzen lassen, denn so können Sie sich beispielsweise »geschenktes Lotterielos« einprägen, wenn Sie sich merken möchten, dass Sie 15 Lose kaufen wollten, und Sie am 15. des Monats Geburtstag haben.

Je niedriger die Zahl, desto nützlicher ist es, ein damit einhergehendes Bild zu haben. Für mehr Flexibilität können Sie sogar mehrere unterschiedliche Bilder für ein und dieselbe Zahl verwenden. Zum Darstellen jeder beliebigen Zahl reichen die Ziffern 0 bis 9 aus, aber Bilder sollten Sie bis mindestens 31 haben, um sämtliche möglichen Tage eines Monats abdecken zu können. Letztlich hängt das allerdings auch davon ab, was Sie wiedererkennen möchten.

Sich starke Bilder für sämtliche Zahlen auszudenken, ist wohl keine Aufgabe, die man in einem Rutsch erledigen möchte. Besser ist es, das mit der Zeit anzugehen, zunächst die ausgedachten Bilder auszuprobieren und zu testen, wie gut sie als Beiwörter funktionieren und wie einprägsam sie sind.

TAG 34: ÜBUNG 1

Nutzen Sie eine Methode Ihrer Wahl, um sich die folgenden Zahlen einzuprägen. Sie können anfangs eine Zahl nach der anderen auswendig lernen, aber später sollten Sie versuchen, sie alle gemeinsam zu memorieren. Wie gut funktioniert das?

$$12\,579$$

$$97\,538\,642$$

$$184\,000\,002$$

$$313\,454\,636$$

$$287\,582\,829$$

TAG 34: ÜBUNG 2

Überlegen Sie sich, welche Bilder Sie für die Zahlen von 0 bis 9 nutzen könnten. Vielleicht fällt Ihnen zu einer dieser Zahlen sofort ein Bild ein, dann wäre das ein guter Ausgangspunkt. Idealerweise lassen sich Ihre Bilder dazu nutzen, ein anderes Bild so zu verändern, dass Sie einen einzelnen Gegenstand und die dazugehörige Mengenangabe an einen einzigen Anker hängen können.

▶ 0: _____

▶ 1: _____

▶ 2: _____

▶ 3: _____

▶ 4: _____

▶ 5: _____

▶ 6: _____

▶ 7: _____

▶ 8: _____

▶ 9: _____

HILFE BEIM SPRECHEN

+ Nutzen Sie Merkmethoden, um sich Schreibweisen einzuprägen.

+ Konzentrieren Sie sich ausschließlich auf diejenigen Buchstaben, die Ihnen Schwierigkeiten bereiten.

+ Nutzen Sie den »Zungenspitzen-Effekt«, um gesuchte Begriffe zu finden.

WAS?

Gibt es bestimmte Begriffspaare (»scheinbar/anscheinend«, »Astronomie/Astrologie«), bei denen Sie sich nie merken können, welches welches ist? Oder gibt es andere Wörter, bei denen Sie jedes Mal nachschlagen müssen, wie Sie korrekt geschrieben werden (»Rhythmus«)? Für all diese Fälle können Sie Merkmethoden einsetzen.

WARUM?

Sehr ähnliche Begriffe oder idiosynkratische Schreibweisen erschweren es manchmal, gewisse Wörter zu nutzen. Einfache Gedächtnisstützen sind hier nützlich und können uns an die Schreibweise oder Bedeutung von Wörtern erinnern, die uns Probleme bereiten. Häufig reicht es, sich auf den Abschnitt des Worts zu konzentrieren, das für Probleme sorgt.

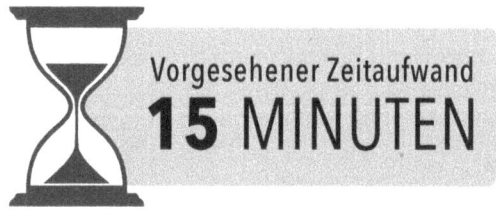

Vorgesehener Zeitaufwand
15 MINUTEN

SPRACHHILFEN

Nehmen wir an, Sie haben Probleme mit dem Unterschied zwischen »seit« und »seid«. Vielleicht hilft es Ihnen als kleine Eselsbrücke, dass »seit« und »Zeit« beide auf »t« enden, dass also bei allem, was mit der Zeit zu tun hat, »seit« die richtige Wahl ist.

Vielleicht fallen Ihnen auch für anderen orthografischen Klippen leichte Methoden ein, diese zu umschiffen, indem Sie einen Zusammenhang zwischen der Bedeutung und der Schreibweise finden. Da bei jedem von uns die Probleme an anderen Stellen liegen, wissen Sie am besten, welche Begriffe und welche Teile eines Begriffs den Ärger verursachen.

Ein Beispiel: Sie müssen jedes Mal aufs Neue überlegen, wie sich »aggressiv« schreibt. Als Eselsbrücke prägen Sie sich ein, dass es zwei »g« und zwei »s« sind. Und um eine visuelle Verbindung zu dem Wort herzustellen, führen Sie sich vor Augen, dass jemand, der aggressiv wird, oftmals beide (also zwei!) Fäuste einsetzt.

ES LIEGT MIR AUF DER ZUNGE

Das kennen wir wohl alle: Wir wissen genau, dass der gesuchte Begriff oder Name mit einem bestimmten Buchstaben beginnt, aber dann ist auch Schluss, mehr fällt uns nicht ein. Das wirft ein interessantes Licht darauf, wie unser Gedächtnis arbeitet, denn offenbar ziehen wir – genau wie bei einem Wörterbuch – Wörter mithilfe des Anfangsbuchstabens aus dem Gedächtnisspeicher.

Wenn Sie also Probleme haben, auf das gesuchte Wort zu kommen, nutzen Sie diesen Effekt umgekehrt: Gehen Sie das Alphabet durch und prüfen Sie, ob dieser Begriff mit dem Buchstaben begonnen haben könnte. Die Wahrscheinlichkeit ist nicht schlecht, dass Sie sich erinnern werden, wenn Sie beim korrekten Anfangsbuchstaben angelangt sind.

TAG 35: ÜBUNG 1

Hier sind einige Begriffe, die sich ähnlich schreiben, aber eine unterschiedliche Bedeutung haben. Vielleicht kennen Sie diese Beispiele alle schon, aber falls nicht, versuchen Sie sich einzuprägen, was was ist.

▶ Verse / Ferse / Färse
Mit V handelt es sich um Reime, mit Fe um einen Teil des Fußes, mit Fä um ein weibliches Rind, das noch nicht gekalbt hat.

▶ Föhn / Fön
Der warme Wind von den Bergen schreibt sich mit h, das Gerät zum Haare trocknen ohne.

▶ Waisen / Weisen
Erstere haben keine Eltern mehr, letztere gelten als sehr klug.

▶ Laib / Leib
Man spricht von einem Laib Brot, aber wenn es um den Körper geht, ist vom Leib die Rede.

▶ Mohr / Moor
Der erste ist ein (heute nicht mehr statthafter) Begriff für dunkelhäutige Männer, im zweiten versinkt man und wird Jahrhunderte später als Moorleiche im Museum ausgestellt.

▶ Mine / Miene
Ohne e handelt es sich um etwas Explosives oder ein Bergwerk, die Miene mit ie dagegen bezieht sich auf den Gesichtsausdruck.

▶ Nachnahme / Nachname
Nimmt man eine Postsendung entgegen, für die man Nachnahme bezahlen muss, unterschreibt man häufig mit seinem Nachnamen.

▶ ÜBUNGEN ◀

TAG 35: ÜBUNG 2

Kennen Sie die Bedeutung all dieser ungewöhnlichen Wörter?

▶ **Agglomeration**
Eine Anhäufung, ein Ballungsgebiet.

▶ **Oxymoron**
Ein Widerspruch in sich (zum Beispiel »Eile mit Weile«).

▶ **despektierlich**
Wer jemand nicht den gebührenden Respekt entgegenbringt,
verhält sich despektierlich.

▶ **oktroyieren**
Jemandem seinen Willen aufdrängen.

▶ **Ambidextrie**
Beidhändigkeit.

▶ **sinister**
Finster, unheilvoll.

▶ **ubiquitär**
Allgegenwärtig.

▶ **Kondominat**
Bezeichnet den Zustand, dass mehrere Herrschaftsträger
(Kondominaten) gemeinsam über ein Gebiet herrschen.

▶ **Passepartout**
Ein Hauptschlüssel.

▶ **Anthropomorphismus**
Das Übertragen menschlicher Eigenschaften auf nicht menschliche
Wesen (zum Beispiel Haustiere).

GEDÄCHTNIS-
LEISTUNGEN

+ Haben Sie sich je gefragt, wie man sich am besten Spielkarten merkt?

+ Oder wie manche Menschen lange Namenslisten im Kopf behalten können?

+ Gedächtnisleistungen basieren auf dem geschickten Einsatz von Techniken

WAS?

Im normalen Leben ist es für uns nur von geringem Nutzen, sich merken zu können, welche Karten aus einem kompletten Kartenspiel bereits gespielt wurden, wie alle Personen im Publikum heißen oder wie die ersten hundert (oder tausend) Nachkommastellen von Pi lauten. Sollten Sie sich diese Fähigkeit dennoch aneignen wollen, werden Sie ohne eine Merkmethode vermutlich arge Probleme bekommen.

WARUM?

Von Natur aus ist eine lange Abfolge von Informationen nicht einprägsam, sofern Sie diese Informationen nicht in eine bestimmte Reihenfolge bringen. Sie müssen einen Weg finden, jedes Objekt, das Sie sich einprägen wollen, zuverlässig in ein einzelnes Ding zu verwandeln, das Sie dann in einem Gedächtnispalast abspeichern oder mithilfe einer einprägsamen Verbindung mit dem nächsten Gegenstand auf der Liste verknüpfen.

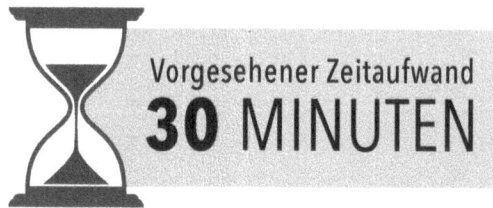

Vorgesehener Zeitaufwand
30 MINUTEN

OBJEKTE UMWANDELN

Egal, was Sie sich auch einprägen wollen, für alle möglichen Objekte wird eine starke Visualisierung erforderlich sein. Geht es beispielsweise um Spielkarten, so könnten Sie sich für jede Karte eine berühmte Person überlegen. Die Kreuz-Karten beispielsweise wären dann Persönlichkeiten aus dem Sport, Pik steht für Reiche, Herz für Hollywood-Stars und Karo für Menschen aus der Politik. Sie können sich selbstverständlich auch Themenbereiche überlegen, die mehr Ihren Interessen entsprechen. Denken Sie dann bei jeder Karte an eine ganz bestimmte Person oder überlegen Sie sich ein System, wie Sie die Personen zuteilen. Das As beispielsweise könnte jemand sein, dessen Name mit A beginnt, für die Zwei nehmen Sie jemand mit B, für die Drei mit C und so weiter. Es gibt viele mögliche Ansätze für ein derartiges System und das allein schon mit berühmten Persönlichkeiten. Selbstverständlich können Sie auch mit völlig anderen Darstellungen der Karten arbeiten.

Wenn Sie mit Zahlen arbeiten und lange Kolonnen auswendig lernen möchten, ist es von Nutzen, für jede Zahlengruppe ein Bild parat zu haben. Haben Sie beispielsweise für 00 bis 99 jeweils ein eigenes Bild, dann müssten Sie nur noch halb so viele Zahlen lernen. Prägen Sie sich eine Sequenz ein, würden Sie sich in Wirklichkeit an die Bilder erinnern, die der jeweiligen Zahlenfolge entsprechen.

Sie können sich auch Wandler überlegen, die das zu Lernende vereinfachen. Anstatt separater Bilder für jede Zahl von 00 bis 99 könnten Sie sich auch Wandler für jede erste Ziffer von »0x« bis »9x« ausdenken und dann ein Bild für jede zweite Ziffer von »x0« bis »x9«. Diese Wandler könnten beschreibend sein (»lachend«, »böse«, »verzerrt«, »regenbogenfarben« und so weiter) und für die zweite Stelle nehmen Sie Tiere, beispielsweise ein Eichhörnchen. Eine bestimmte zweistellige Zahl wäre dann ein »böses Eichhörnchen«. Vielleicht stellen Sie sich dazu einen wild gewordenen Nager mit einer rauchenden Eichel-Pistole vor?

TAG 36: ÜBUNG 1

Prägen Sie sich diese 18 Spielkarten in der Reihenfolge ein, wie sie ausgeteilt wurden:

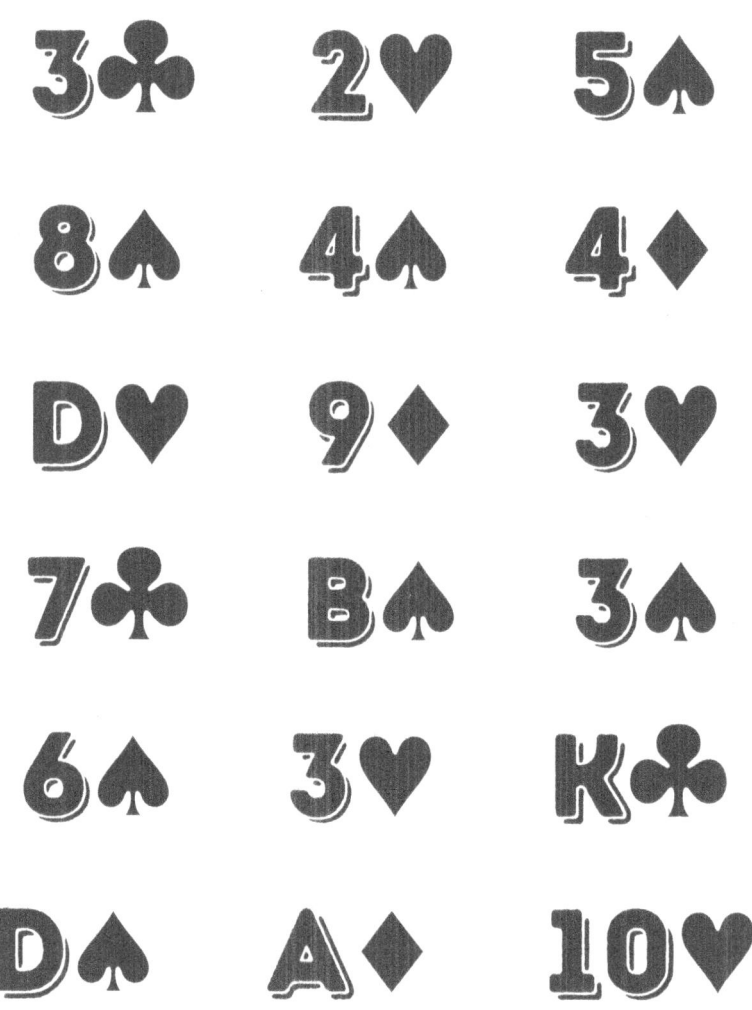

▶ ÜBUNGEN ◀

TAG 36: ÜBUNG 2

Wenn es um Gedächtnisleistungen geht, ist es eine beliebte Übung, sich eine bestimmte Zahl von Nachkommastellen für Pi einzuprägen. Schaffen Sie die ersten 100 Stellen?

$$\pi = 3,1415926535$$
$$8979323846$$
$$2643383279$$
$$5028841971$$
$$6939937510$$
$$5820974944$$
$$5923078164$$
$$0628620899$$
$$8628034825$$
$$3421170679$$

TAG 37 | EIN GESUNDER GEIST

+ Achten Sie besser auch auf Ihre Ernährung!

+ Körperliche Fitness spielt ebenfalls eine Rolle.

+ Körperlich fit zu sein hilft, natürlichen Zelltod im Gehirn einzudämmen.

WAS?

Konzentration schön und gut, aber für ein gut funktionierendes Gedächtnis ist mehr nötig als das. Sie sollten auch körperlich möglichst gut in Schuss sein, sich ausgewogen ernähren und darauf achten, dass Sie alle nötigen Vitamine, Mineralien, Aminosäuren und Fettsäuren bekommen. Einige davon können Sie mit Multivitaminpräparaten zuführen, aber Fettsäuren nehmen Sie am besten durch den Verzehr von Fisch und bestimmten Pflanzenölen direkt zu sich.

WARUM?

Fehlen Ihrem Blut bestimmte chemische Verbindungen, ist das Gehirn nicht so gut in der Lage, Erinnerungen abzuspeichern. Und mangelt es Ihnen an körperlicher Fitness, ist möglicherweise die Versorgung des Gehirns mit Sauerstoff nicht optimal. Inzwischen liegen zahlreiche Belege dafür vor, dass ein guter körperlicher Zustand natürlichen Alterungsprozessen des Gehirns entgegenwirkt.

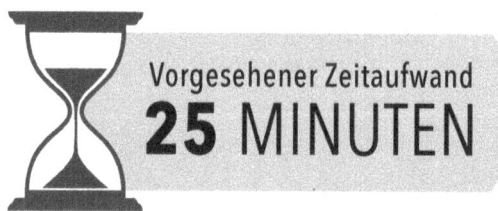

Vorgesehener Zeitaufwand
25 MINUTEN

ACHTEN SIE GUT AUF SICH

»Körperliche Fitness schön und gut und dazu noch ein wenig auf mein Äußeres achten, das sollte doch wohl reichen, oder?« Wenn das Ihre Vorstellung von »Ich passe gut auf mich auf« sein sollte, halten Sie sich fest: Für Ihr Gehirn ist körperliche Fitness ebenfalls von großer Bedeutung. Wer nicht gut beisammen ist, der ist auch geistig nicht so gut auf den Beinen, und Untersuchungen haben wiederholt gezeigt, dass Menschen, die auch spät im Leben noch körperlich gesund sind, meistens geistig ebenfalls gesünder sind als Menschen, denen das nicht geglückt ist.

Es spielen neben Ernährung und Fitness noch andere Faktoren eine Rolle, wenn es um körperliche Gesundheit geht. Stress kann ein wichtiger biologischer Antrieb und ein wichtiges biologisches Werkzeug sein, aber steckt man zu lange in einer stressigen Situation fest, verändert das Gehirn sein Verhalten und macht es viel schwieriger, etwas zu lernen.

Wichtig ist auch ausreichend Schlaf. Schlafen Sie zu wenig oder schlafen Sie schlecht, hat Ihr Gehirn weniger Gelegenheit als sonst, Informationen und Erinnerungen fest ins Langzeitgedächtnis zu verschieben.

Ein weiterer Aspekt ist die Tageszeit. Einige Menschen arbeiten und lernen viel besser morgens, andere ziehen die Abendstunden vor. Probieren Sie aus, sich Dinge zu bestimmten festen Zeit einzuprägen, und überprüfen Sie, wie erfolgreich dieser Ansatz ist.

Und obwohl einem die Werbung immer wieder anderes weismachen möchte, gibt es keine Wundernahrung, die nachweislich gut für das Gehirn ist. Eine ausgewogene Ernährung sollte Ihrem Körper alles zur Verfügung stellen, was er benötigt, und mehr als die empfohlenen Mengen an Vitaminen, Mineralien oder anderen Nahrungsergänzungsmitteln zu sich zu nehmen, bringt keinerlei Vorteile mit sich – ganz im Gegenteil, denn eine dauerhaft übermäßige Einnahme kann ganz eigene Probleme mit sich bringen.

TAG 37: ÜBUNG 1

Wissen Sie noch, was Sie in der vergangenen Woche gegessen haben? Schreiben Sie auf, woran Sie sich erinnern können.

► Gestern: _____

_____

► Vorgestern: _____

_____

► Vor drei Tagen: _____

_____

► Vor vier Tagen: _____

_____

► Vor fünf Tagen: _____

_____

► Vor sechs Tagen: _____

_____

► Vor sieben Tagen: _____

_____

Würden Sie dies als »gesunde Ernährung« bezeichnen? Wenn nicht, was würden Sie als Erstes ändern?

TAG 37: ÜBUNG 2

Lernen Sie diese ausführliche Liste von frischen Lebensmitteln auswendig (vielleicht trainiert das Ihr Gehirn unbewusst gleich mit). Die Reihenfolge ist egal, hier stehen sie alphabetisch sortiert:

▶ Aubergine	▶ Kopfsalat	▶ Rosenkohl
▶ Blumenkohl	▶ Kresse	▶ Rote Bete
▶ Bohne	▶ Kugelartischocke	▶ Schalotte
▶ Brokkoli	▶ Kürbis	▶ Sellerie
▶ Chicorée	▶ Lauch	▶ Spargel
▶ Endivie	▶ Linse	▶ Spinat
▶ Erbse	▶ Maniok	▶ Staudensellerie
▶ Fenchel	▶ Marone	▶ Steckrübe
▶ Flaschenkürbis	▶ Okra	▶ Süßkartoffel
▶ Frühlingszwiebel	▶ Pak Choi	▶ Topinambur
▶ Grünkohl	▶ Paprika	▶ Wasserkastanie
▶ Gurke	▶ Pastinake	▶ Winterrettich
▶ Hokkaidokürbis	▶ Peperoni	▶ Yam
▶ Karotte	▶ Pilze	▶ Zucchini
▶ Kartoffel	▶ Radieschen	▶ Zuckermais
▶ Knoblauch	▶ Rauke	▶ Zwiebel
▶ Kohl	▶ Rettich	
▶ Kohlrübe	▶ Romanesco	

ERINNERUNGEN VERÄNDERN SICH

+ Erinnerungen verändern sich im Laufe der Zeit, das ist ganz natürlich.

+ Komplexe Erinnerungen sind in Wahrheit eine Ansammlung kleinerer Erinnerungen.

+ Gruppen von Erinnerungen können durcheinandergeraten.

WAS?

Es mag komisch klingen, aber es ist absolut möglich, dass Sie felsenfest davon überzeugt sind, etwas Bestimmtes erlebt zu haben, damit aber völlig falsch liegen. So etwas kann zufällig geschehen, aber es ist auch möglich, Menschen absichtlich falsche Erinnerungen einzupflanzen.

WARUM?

Wir Menschen sind unglaublich stark beeinflussbar und Untersuchungen haben gezeigt, dass sich unser Gehirn vor allem von Suggestivfragen hinters Licht führen lässt und uns glauben lässt, dass etwas Bestimmtes tatsächlich geschehen ist. Der Grund? Vielleicht bringen wir unseren Mitmenschen einfach ein Grundvertrauen entgegen und müssen uns bewusst dazu entscheiden, an ihnen zu zweifeln. Unser Gedächtnis befindet sich ständig im Fluss, weshalb diese äußeren Anregungen rasch in unsere realen Erinnerungen an ein Ereignis integriert werden und wir uns künftig daran erinnern, als wären diese Dinge tatsächlich so geschehen.

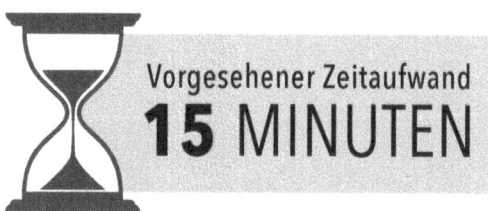

Vorgesehener Zeitaufwand
15 MINUTEN

FORMBARE ERINNERUNGEN

In wissenschaftlichen Experimenten ließen sich viele Probanden problemlos davon überzeugen, dass ihnen etwas Unmögliches zugestoßen sei – einfach dadurch, dass sie zu diesem unmöglichen Ereignis befragt wurden, als habe es tatsächlich stattgefunden. Geht dies mit einem vorsätzlichen Versuch einher, die Betrügerei noch zu verstärken, kann der Effekt noch bekräftigt werden – etwa mithilfe gefälschter Werbeanzeigen, die einer unmöglichen Behauptung zusätzliche Glaubwürdigkeit verleihen. Beunruhigenderweise hat sich herausgestellt, dass dieser Effekt auch vor Gericht greift. Allein schon dadurch, dass eine Frage auf eine bestimmte Weise gestellt wird, kann es geschehen, dass sich ein Zeuge an ein Ereignis erinnert, das (so) niemals stattgefunden hat – und dass sich diese falsche Erinnerung dann festsetzt.

VERBLASSENDE ERINNERUNGEN

Unsere Erinnerungen werden mit der Zeit schwächer, zudem lassen sie sich einfach verformen. Das führt dazu, dass manche Erinnerungen in Teilen oder komplett schlicht unserer Fantasie entspringen. Unser Gehirn erkennt automatisch, dass wir gerade ein Gesicht betrachten, es muss nicht erst denken: »Das da könnte ein Auge sein, das da eine Nase …« Genauso verknüpft es unsere Erinnerungen zu einem fließenden Ganzen, das darauf basiert, was vernünftig erscheint.

Unsere unmittelbare Wahrnehmung eines Ereignisses kann sich teilweise stark von der einer anderen anwesenden Person unterscheiden, beispielsweise wenn wir etwas Gesagtes falsch verstehen. Wenn man das berücksichtigt, liegt es auf der Hand, dass sich mit der Zeit enorme Abweichungen einschleichen können. Diese Möglichkeit im Hinterkopf zu behalten, kann nützlich sein, wenn es darum geht, wie viel Bedeutung man den Aussagen anderer Personen beimisst: Nur weil sie etwas im Brustton der Überzeugung verkünden, heißt es nicht automatisch auch, dass sie richtig liegen. Manch ein Familienstreit hat seine Ursache möglicherweise schlicht darin, dass das menschliche Erinnerungsvermögen von Haus aus eher schwach ist!

▶ ÜBUNGEN ◀

TAG 38: ÜBUNG 1

Stellen Sie Ihr Gedächtnis auf die Probe und beantworten Sie Fragen zu Dingen, die Sie im Verlauf dieses Buchs gelernt haben.

▶ Wissen Sie noch, um die Gründungsdaten welcher drei Technologiefirmen es an Tag 19 ging?

▶ Woran erinnern Sie sich noch, was die Landung von James Cook in Australien angeht (Tag 25)?

▶ Erinnern Sie sich noch an Wörter portugiesischen Ursprung, die wir an Tag 12 behandelt haben?

▶ Erinnern Sie sich noch an eines der langen englischen Wörter, die Sie an Tag 17 gelernt haben?

▶ Was wissen Sie noch über Charles Babbage (Tag 9)?

▶ Wie viele der Witze von Tag 7 haben Sie in Erinnerung behalten?

▶ Wie viele Fakten über die Struktur des Gehirns können Sie noch aufzählen (Tag 15)?

▶ An Tag 8 und dann noch einmal an Tag 13 ging es um die sieben größten Monde des Saturns. Haben Sie die Namen noch parat?

▶ Wissen Sie noch, welche Akrosticha Sie sich an Tag 27 überlegt haben, um die Liste aller britischen Herrscher und die Veranstaltungsorte der Olympischen Sommerspiele von 1960 bis 1996 auswendig zu lernen?

▶ ÜBUNGEN ◀

TAG 38: ÜBUNG 2

An Tag 16 haben wir uns mit den zehn längsten Flüssen der Welt befasst. Wie viele davon können Sie noch aufzählen?

▶ 1: _____ ▶ 6: _____

▶ 2: _____ ▶ 7: _____

▶ 3: _____ ▶ 8: _____

▶ 4: _____ ▶ 9: _____

▶ 5: _____ ▶ 10: _____

TAG 38: ÜBUNG 3

An Tag 32 haben Sie den Anfang des Gedichts *An den Herbst* von John Keats gelernt. Können Sie ihn noch vollständig aufsagen? Die Zeilen begannen wie folgt:

▶ Du / Freundin / Mit / Des / Dass / Dass / Dass /
Mit / In / Und / Draus /

TAG 38: ÜBUNG 4

An Tag 32 haben wir uns auch mit dem kompletten ersten Absatz von Sir Arthur Conan Doyles Sherlock-Holmes-Roman befasst. Können Sie ihn noch rezitieren? Die Sätze begannen mit folgenden Worten:

▶ Für / Ich / In / Nicht / Alle / Er / Von / Sie / Doch / Eine / Und

TAG 39 SPRACHEN ERLERNEN

+ Fremdsprachen zu lernen ist für das Gedächtnis eine großartige Sache.

+ Wenn wir Sprachen lernen, lernen wir eine Mischung aus Bedeutungen, Tönen und Grammatik.

+ Je mehr Sprachen Sie lernen, desto einfacher wird es.

WAS?

Sich eine Fremdsprache anzueignen, bedeutet, sich sehr viel merken zu müssen. Wie leicht Ihnen das fallen wird, hängt auch davon ab, wie vertraut Ihnen die Sprache ist und wie ähnlich sie Ihrer Muttersprache oder anderen Sprachen ist, die Sie beherrschen. Wenn Sie nach etwas suchen, wie Sie Ihr Gedächtnis trainieren können, dann sind Sprachen eine hervorragende Sache!

WARUM?

Um mit anderen Menschen zu kommunizieren, kombinieren wir Sprache, Schrift, Lesen und Zuhören mit einer Vielzahl an kulturellen Hintergründen, Dialekten, regionalen Varianten und so weiter. Es bleibt nicht aus, dass Fremdsprachen Konzepte enthalten, mit denen wir nicht vertraut sind. Das macht sie zu so großartigen Übungen für unser Gedächtnis – und für unser Gehirn insgesamt.

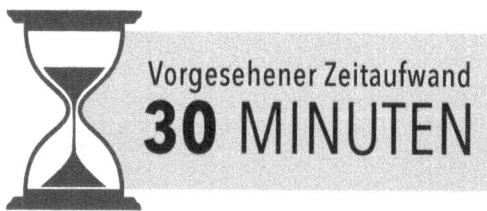

Vorgesehener Zeitaufwand
30 MINUTEN

TAG 39: ÜBUNG 1

Versuchen Sie die Begriffe für 1 bis 10 in einer oder allen der folgenden Sprachen auswendig zu lernen:

Deutsch	Englisch	Japanisch	Schwedisch	Fidschi
eins	one	hito	en	dua
zwei	two	futa	två	rua
drei	three	mi	tre	tolu
vier	four	yo	fyra	vaa
fünf	five	itsu	fem	lima
sechs	six	mu	sex	ono
sieben	seven	nana	sju	vitu
acht	eight	ya	åtta	walu
neun	nine	kokono	nio	ciwa
zehn	ten	to	tio	tini

Die Tabelle liefert keinerlei Hinweise auf die korrekte Aussprache. Als ausführlichere Abwandlung dieser Übung könnten Sie also recherchieren, wie Muttersprachler diese Wörter aussprechen. Wenn Sie sich nicht nur die Schreibweise, sondern zusätzlich die Aussprache einprägen, ist das als Gedächtnistraining sogar noch besser.

TAG 39: ÜBUNG 2

In jeder Sprache gibt es zahlreiche Möglichkeiten, »hallo« zu sagen, aber hier sind einige Hallos in diversen Sprachen:

▶ Walisisch: helo

▶ Französisch: bonjour

▶ Australisches Englisch: g'day

▶ Spanisch: hola

▶ Italienisch: ciao

▶ Isländisch: halló

▶ Polnisch: dzień dobry

▶ Hindi: namaste

▶ Persisch: salaam

▶ Arabisch: marhabaan

▶ Mandarin: ni hao

▶ Hawaiianisch: aloha

▶ Fidschi: bula

▶ Vietnamesisch: xin chào

▶ Japanisch: kon'nichiwa

TAG 39: ÜBUNG 3

Suchen Sie sich eine Einführungslektion zu einer Sprache, mit der Sie nicht vertraut sind, und arbeiten Sie sie durch. Einführungslektionen finden Sie im Internet und im Rahmen bestimmter Sprach-Apps.

Wiederholen Sie am nächsten Tag die Lektion, wenn möglich. Konnten Sie sich an vieles vom ersten Tag erinnern oder war Ihnen vieles bereits wieder entfallen?

TAG 39: ÜBUNG 4

Lernen Sie die Kosenamen für »Mutter« und »Vater« in den folgenden Sprachen (die Version für »Mutter« kommt als erstes):

- ▶ Baskisch: ama / aita

- ▶ Bengali: maa / baba

- ▶ Hebräisch: em / abba

- ▶ Hindi: maa / pita

- ▶ Italienisch: mamma / papà

- ▶ Nepalesisch: ma / ba

- ▶ Tamil: amma / appa

- ▶ Tschechisch: máma / táta

- ▶ Türkisch: ana / baba

- ▶ Walisisch: mam / tad

TAG 40 FORDERN SIE SICH SELBST

+ Versuchen Sie bewusst, Ihr Erinnerungsvermögen jeden Tag in Anspruch zu nehmen.

+ Je mehr Sie üben, desto einfacher wird die Nutzung.

+ Mit der Zeit verwenden Sie die Merkmethoden ganz automatisch.

WAS?

Über Techniken zum Einprägen von Dingen und über Merkmethoden zu lesen, ist ja schön und gut, aber erst wenn Sie das Gelesene in die Praxis umsetzen und sich mit diesen Methoden vertraut machen, werden Sie ihnen wirklich von Nutzen sein. Erst wenn Ihnen eine Fähigkeit in Fleisch und Blut übergegangen ist, können Sie sie anwenden, ohne dabei den Blick auf das eigentliche Ziel zu verlieren. Es ist wie beim Autofahren: Haben Sie das gelernt, können Sie sich von A nach B bewegen, ohne sich groß Gedanken machen zu müssen, wann welcher Fuß wie auf welches Pedal gehört und welche Handgriffe nötig sind, um in einen anderen Gang zu schalten.

WARUM?

Unser Gehirn liebt es zu lernen und je stärker Sie ganz bewusst Ihr Erinnerungsvermögen einsetzen, desto reibungsloser wird dieser Prozess ablaufen. Und je mehr Sie die Merkmethoden trainieren, desto fester verwurzeln Sie sich im automatisierten prozeduralen Gedächtnis.

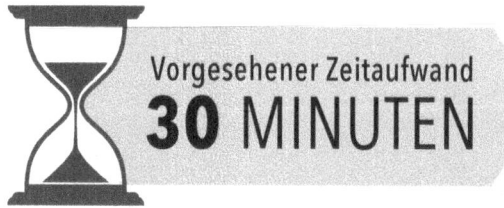

Vorgesehener Zeitaufwand
30 MINUTEN

TAG 40: ÜBUNG 1

An Tag 8 haben Sie die Namen 25 afrikanischer Staaten gelernt. Hier sind die restlichen (Stand 2018) 29 allgemein anerkannten Staaten Afrikas. Lernen Sie sie auswendig, um Ihr Wissen über die Nationen Afrikas zu vervollständigen:

- Kongo (Republik)
- Liberia
- Libyen
- Madagaskar
- Malawi
- Mali
- Marokko
- Mauretanien
- Mauritius
- Mosambik
- Namibia
- Niger
- Nigeria
- Ruanda
- Sambia
- São Tomé und Príncipe
- Senegal
- Seychellen
- Sierra Leone
- Simbabwe
- Somalia
- Südafrika
- Sudan
- Südsudan
- Swasiland
- Tansania
- Togo
- Tunesien
- Uganda

TAG 40: ÜBUNG 2

Decken Sie die untere Hälfte der Seite ab und studieren Sie diese Wettersymbole. Wenn Sie damit fertig sind, decken Sie die obere Hälfte der Seite ab, drehen Sie die Seite und geben Sie an, welche Symbole verändert wurden.

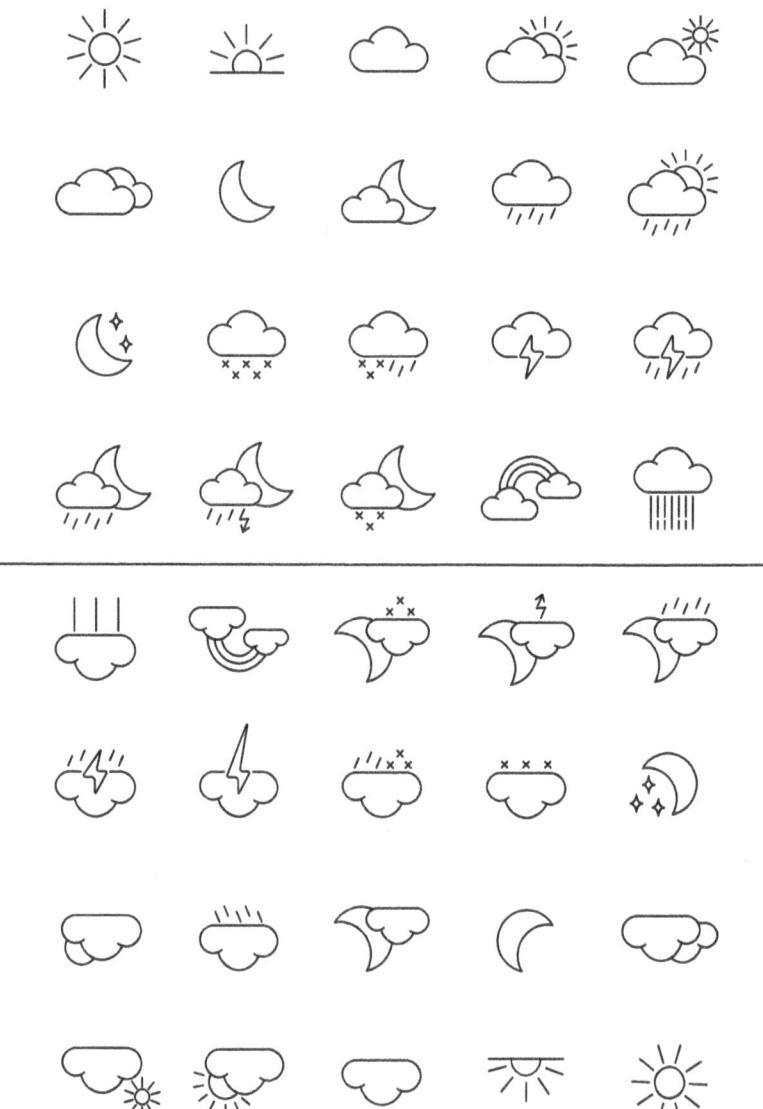

▶ ÜBUNGEN ◀

TAG 40: ÜBUNG 3

Wie gut erinnern Sie sich an die Überschriften in diesem Buch? Heute beispielsweise lautet sie »Fordern Sie sich selbst«. An wie viele andere erinnern Sie sich?

Blättern Sie das Buch noch einmal durch, um Ihre Erinnerung aufzufrischen, und versuchen Sie anschließend, möglichst viele aufzuschreiben.

TAG 40: ÜBUNG 4

In der ersten Übung heute haben wir uns mit 29 afrikanischen Staaten befasst. Wie gut erinnern Sie sich an die anderen 25 Staaten von Tag 8? Wenn Sie sich nicht mehr an alle erinnern, nehmen Sie sich noch einmal die Zeit, sie alle auswendig zu lernen. Sind Sie bereit? Dann schreiben Sie alle afrikanischen Länder auf. Als kleine Gedächtnisstütze sind hier die Anfangsbuchstaben aller 54 Nationen in alphabetischer Reihenfolge (bei Ländernamen, die aus mehreren Wörtern bestehen, ist jeweils der erste Buchstabe angegeben):

A A Ä Ä ÄG B B B BF D DRK

E E G G G GB K K K K L L

L M M M M M M M N N R

RK S S S S S S S S S SL STP

T T T T U ZR

ZUSÄTZLICHE AUFGABEN

+ Auch nach Abschluss der 40 Tage sollten Sie Ihr Erinnerungs-vermögen weiter trainieren.

+ Denken Sie sich Ihre eigenen Übungen aus oder nutzen Sie die aus diesem Buch.

+ Die folgenden Seiten enthalten eine Mischung unterschiedlicher Übungen.

WAS?

Es braucht Zeit, seine Merkfähigkeiten zu verbessern, deshalb sollten Sie sich bemühen, auch im Alltag ganz bewusst so oft wie möglich Ihr Gedächtnis in Anspruch zu nehmen. Sie können sich auch einige Aufgaben vornehmen, die ganz ausdrücklich als Merkübung angelegt sind. Einige davon finden Sie in früheren Kapiteln, andere auf den folgenden Seiten.

WARUM?

Je mehr Sie etwas üben, desto besser werden Sie darin – und je bewusster Sie Ihr Gedächtnis arbeiten lassen, desto leichter wird es für Sie zu einem Automatismus, Informationen, die Sie sich später wieder in Erinnerung rufen wollen, abzuspeichern.

WANN?

Nutzen Sie diese Übungen, wann immer Sie möchten, aber wenn Sie die vorigen 40 Kapitel innerhalb von 40 Tagen abgearbeitet haben, dann wäre es doch eine schöne Idee, sich die nächsten Wochen lang jeden Tag eine der folgenden Aufgaben vorzunehmen.

▶ ZUSÄTZLICHE AUFGABEN ◀

ÜBUNG 1

Wie gut beherrschen Sie die Namen der 16 souveränen Staaten und Territorien Südamerikas?

Lernen Sie mit einer Methode Ihrer Wahl die folgende Liste auswendig:

- ▶ Argentinien

- ▶ Bolivien

- ▶ Bouvetinsel (Norwegen)

- ▶ Brasilien

- ▶ Chile

- ▶ Ecuador

- ▶ Falklandinseln (Großbritannien)

- ▶ Französisch-Guyana (Frankreich)

- ▶ Guyana

- ▶ Kolumbien

- ▶ Paraguay

- ▶ Peru

- ▶ Südgeorgien und die Südlichen Sandwichinseln (Großbritannien)

- ▶ Surinam

- ▶ Uruguay

- ▶ Venezuela

ÜBUNG 2A

Sehen Sie sich die Namen und die Gesichter auf dieser Seite an und prägen Sie sich ein, welcher Name zu welchem Gesicht gehört. Nehmen Sie sich so viel Zeit, wie Sie brauchen, und decken Sie dann die Bilder ab. Machen Sie auf der gegenüberliegenden Seite weiter.

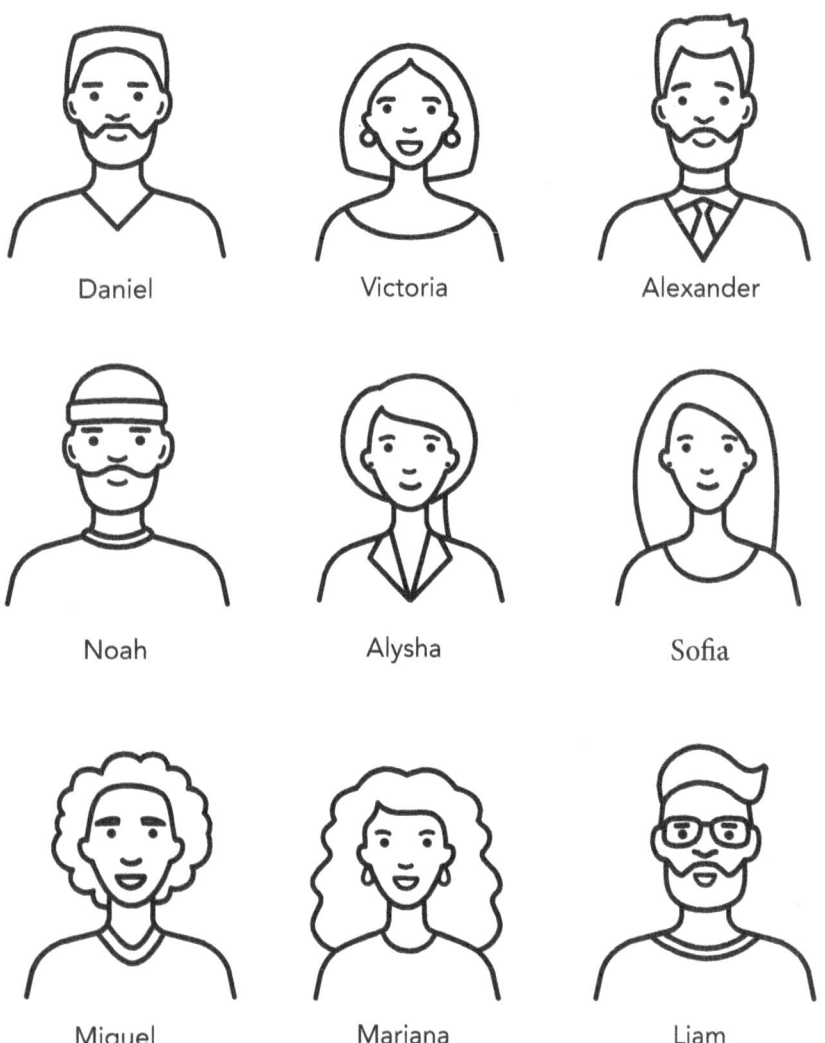

Daniel　　　　Victoria　　　　Alexander

Noah　　　　Alysha　　　　Sofia

Miguel　　　　Mariana　　　　Liam

ÜBUNG 2B

Haben Sie die Gesichter und Namen auf der anderen Seite abgedeckt?
Gut. Können Sie nun jedem Gesicht den korrekten Namen zuordnen?
Damit es nicht allzu leicht wird, haben wir die Reihenfolge der Gesichter geändert.

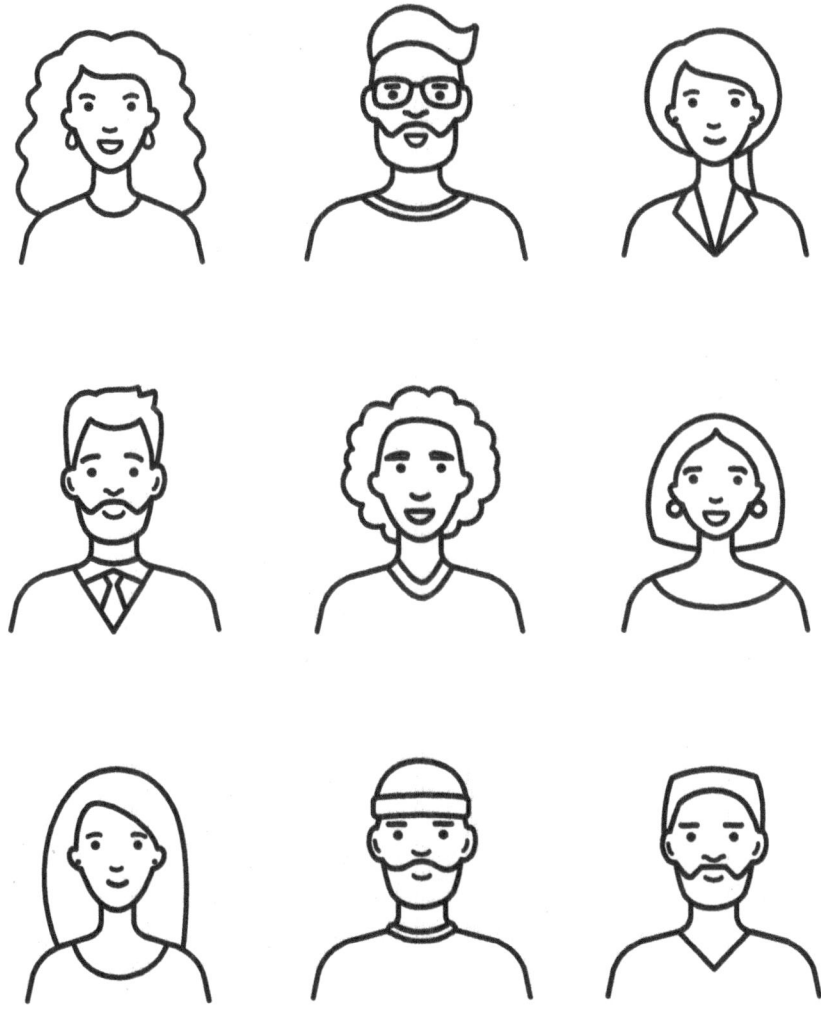

ÜBUNG 3

Haben Sie schon einmal Scrabble gespielt? Es ist von großem Nutzen, alle möglichen Wörter mit zwei Buchstaben zu kennen, denn dann fällt es Ihnen leichter, etwas Sinnvolles mit den Buchstaben in Ihrem Halter anzufangen. Lernen Sie diese Liste aller beim Scrabble offiziell erlaubten Wörter mit zwei Buchstaben auswendig:

AA, AB, AD, AH, AI,

AM, AN, AR, AS, AU,

ÄH, ÄS, BI, BÖ, DA,

DO, DU, EH, EI, ER,

ES, ET, EX, EY, FA,

GO, HA, HÄ, HE, HI,

HM, HO, HU, HÜ, IM,

IN, IX, JA, JE, LA, MI,

MY, NA, NE, NÖ, NU,

NY, OB, OD, OH, ON,
OS, ÖD, ÖL, PI, PO,
QI, RE, SÄ, SI, SO,
ST, TI, TÖ, TU, DU,
UH, UI, UL, UM, UR,
ZU, ÜB, WO, XI, ZU

ÜBUNG 4

Wie viele Hauptstädte der Welt können Sie aufzählen? Ein derartiges Wissen ist oftmals bei Quizspielen nützlich, aber es ist auch grundsätzlich eine interessante Information über die Welt. Hier ist eine vollständige Liste aller Hauptstädte (ohne Territorien und Kolonien). Einige davon sind umstritten.

Wie lang benötigen Sie, um die gesamte Liste soweit auswendig zu lernen, dass Sie, wenn man Ihnen das Land vorgibt, die Hauptstadt wissen, oder das Land, wenn man Ihnen die Hauptstadt vorgibt? Sind Sie bereit, decken Sie eine der beiden Spalten ab und stellen Sie Ihr Gedächtnis auf die Probe.

Hauptstadt	Land
Abu Dhabi	Vereinigte Arabische Emirate
Abuja	Nigeria
Accra	Ghana
Addis Abeba	Äthiopien
Algier	Algerien
Alofi	Niue
Amman	Jordanien
Amsterdam	Niederlande
Andorra la Vella	Andorra
Ankara	Türkei
Antananarivo	Madagaskar
Apia	Samoa
Aschgabat	Turkmenistan
Asmara	Eritrea
Astana	Kasachstan
Asunción	Paraguay
Athen	Griechenland
Avarua	Cookinseln
Bagdad	Irak
Baku	Aserbaidschan
Bamako	Mali

ÜBUNG 4 (Fortsetzung)

Hauptstadt	Land
Bandar Seri Begawan	Brunei
Bangkok	Thailand
Bangui	Zentralafrikanische Republik
Banjul	Gambia
Basseterre	Saint Kitts & Nevis
Beirut	Libanon
Belgrad	Serbien
Belmopan	Belize
Berlin	Deutschland
Bern	Schweiz
Bischkek	Kirgisistan
Bissau	Guinea-Bissau
Bogotá	Kolumbien
Brasília	Brasilien
Bratislava	Slowakei
Brazzaville	Republik Kongo
Bridgetown	Barbados
Brüssel	Belgien
Bukarest	Rumänien
Budapest	Ungarn
Buenos Aires	Argentinien
Bujumbura	Burundi
Canberra	Australien
Caracas	Venezuela
Castries	Saint Lucia
Chişinău	Moldawien
Conakry	Guinea
Dakar	Senegal
Damaskus	Syrien
Dhaka	Bangladesch
Dili	Osttimor
Dodoma	Tansania
Doha	Katar

ÜBUNG 4 (Fortsetzung)

Hauptstadt	Land
Dschibuti	Dschibuti
Dublin	Irland
Duschanbe	Tadschikistan
Freetown	Sierra Leone
Funafuti	Tuvalu
Gaborone	Botswana
Georgetown	Guyana
Guatemala-Stadt	Guatemala
Hanoi	Vietnam
Harare	Simbabwe
Havanna	Kuba
Helsinki	Finnland
Honiara	Salomonen
Islamabad	Pakistan
Jakarta	Indonesien
Jerewan	Armenien
Jerusalem (umstritten)	Israel
Jerusalem (umstritten)	Palästina
Juba	Südsudan
Kabul	Afghanistan
Kairo	Ägypten
Kampala	Uganda
Kapstadt (Legislative)	Südafrika
Kathmandu	Nepal
Khartum	Sudan
Kiew	Ukraine
Kigali	Ruanda
Kingston	Jamaika
Kingstown	Saint Vincent und die Grenadinen
Kinshasa	Demokratische Republik Kongo
Kopenhagen	Dänemark
Kuala Lumpur	Malaysia
Kuwait-Stadt	Kuwait

ÜBUNG 4 (Fortsetzung)

Hauptstadt	Land
La Paz	Bolivien
Libreville	Gabun
Lilongwe	Malawi
Lima	Peru
Lissabon	Portugal
Ljubljana	Slowenien
Lomé	Togo
London	Großbritannien
Luanda	Angola
Lusaka	Sambia
Luxemburg	Luxemburg
Madrid	Spanien
Malabo	Äquatorialguinea
Malé	Malediven
Managua	Nicaragua
Manama	Bahrain
Manila	Philippinen
Maputo	Mosambik
Maseru	Lesotho
Mbabane	Swasiland
Mexiko-Stadt	Mexiko
Minsk	Weißrussland
Mogadischu	Somalia
Monaco	Monaco (Stadtstaat)
Monrovia	Liberia
Montevideo	Uruguay
Moroni	Komoren
Moskau	Russland
Muscat	Oman
Nairobi	Kenia
Nassau	Bahamas
Naypyidaw	Myanmar
N'Djamena	Tschad

ÜBUNG 4 (Fortsetzung)

Hauptstadt	Land
Neu-Delhi	Indien
Ngerulmud	Palau
Niamey	Niger
Nikosia	Zypern
Nouakchott	Mauretanien
Nuku'alofa	Tonga
Oslo	Norwegen
Ottawa	Kanada
Ouagadougou	Burkina Faso
Palikir	Mikronesien
Panama-Stadt	Panama
Paramaribo	Surinam
Paris	Frankreich
Peking	China
Phnom Penh	Kambodscha
Pjöngjang	Nordkorea
Podgorica	Montenegro
Port Louis	Mauritius
Port Moresby	Papua-Neuguinea
Port Vila	Vanuatu
Port-au-Prince	Haiti
Port of Spain	Trinidad und Tobago
Porto-Novo	Benin
Prag	Tschechien
Praia	Kapverden
Pretoria (Exekutive)	Südafrika
Quito	Ecuador
Rabat	Marokko
Reykjavík	Island
Riad	Saudi-Arabien
Riga	Lettland
Rom	Italien
Roseau	Dominica

ÜBUNG 4 (Fortsetzung)

Hauptstadt	Land
San José	Costa Rica
San Marino	San Marino
San Salvador	El Salvador
Sanaa	Jemen
Santiago de Chile	Chile
Santo Domingo	Dominikanische Republik
São Tomé	São Tomé & Príncipe
Sarajevo	Bosnien und Herzegowina
Seoul	Südkorea
Singapur	Singapur (Stadtstaat)
Skopje	Nordmazedonien
Sofia	Bulgarien
Sri Jayawardenepura Kotte	Sri Lanka
St George's	Grenada
St John's	Antigua und Barbuda
Stockholm	Schweden
Suva	Fidschi
Taipeh (umstritten)	Taiwan
Tallinn	Estland
Tarawa	Kiribati
Taschkent	Usbekistan
Tegucigalpa	Honduras
Teheran	Iran
Thimphu	Bhutan
Tiflis	Georgien
Tirana	Albanien
Tokio	Japan
Tripolis	Libyen
Tunis	Tunesien
Ulan Bator	Mongolei
Vaduz	Liechtenstein
Valletta	Malta
Vatikanstadt	Vatikanstadt (Stadtstaat)

ÜBUNG 4 (Fortsetzung)

Hauptstadt	Land
Victoria	Seychellen
Vientiane	Laos
Vilnius	Litauen
Warschau	Polen
Washington	Vereinigte Staaten
Wellington	Neuseeland
Wien	Österreich
Windhoek	Namibia
Yamoussoukro	Elfenbeinküste
Yaoundé	Kamerun
Yaren (inoffiziell)	Nauru
Zagreb	Kroatien

ÜBUNG 5

Als Erweiterung von Aufgabe 4 könnten Sie mithilfe eines Atlas oder einer Online-Quelle die geografische Lage eines jeden Lands und seiner Hauptstadt lernen. Sehen Sie sich beispielsweise die Südamerikakarte auf der gegenüberliegenden Seite genau an und versuchen Sie, die Länder alle korrekt in die leere Karte einzutragen. Südamerika ist Ihnen zu vertraut? Dann wählen Sie eine andere Region der Welt.

► ZUSÄTZLICHE AUFGABEN ◄

ÜBUNG 5 (FORTSETZUNG)

Lernen Sie auswendig, wo in Südamerika diese Länder und Gebiete liegen:

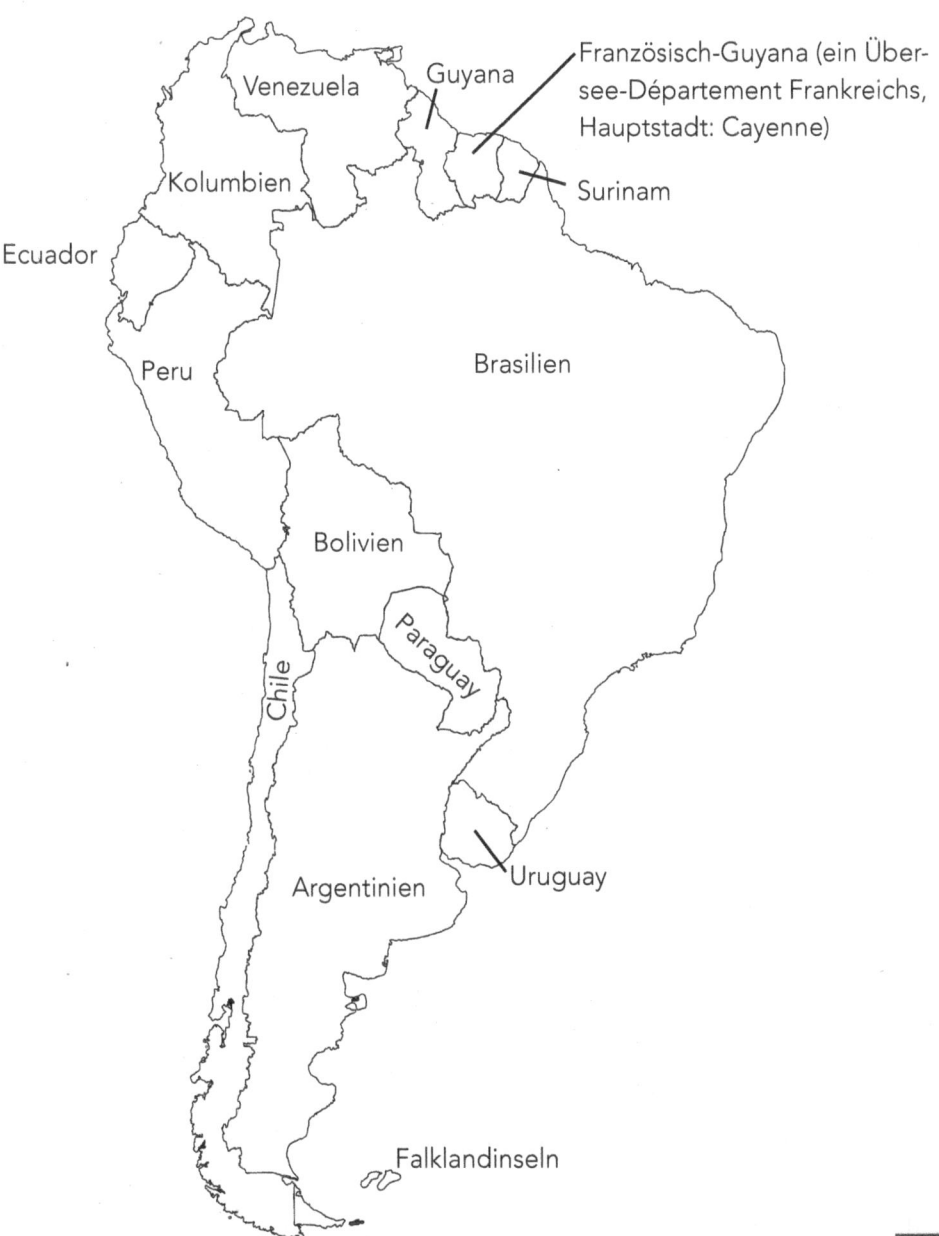

Venezuela

Guyana

Französisch-Guyana (ein Übersee-Département Frankreichs, Hauptstadt: Cayenne)

Kolumbien

Surinam

Ecuador

Peru

Brasilien

Bolivien

Paraguay

Chile

Argentinien

Uruguay

Falklandinseln

AUFGABE 5 (FORTSETZUNG)

Können Sie jedes der Länder auf dieser Südamerikakarte benennen? Und können Sie auch die (mit einem Stern markierten) Hauptstädte benennen? Sie haben sie fast alle in Aufgabe 4 gelernt.

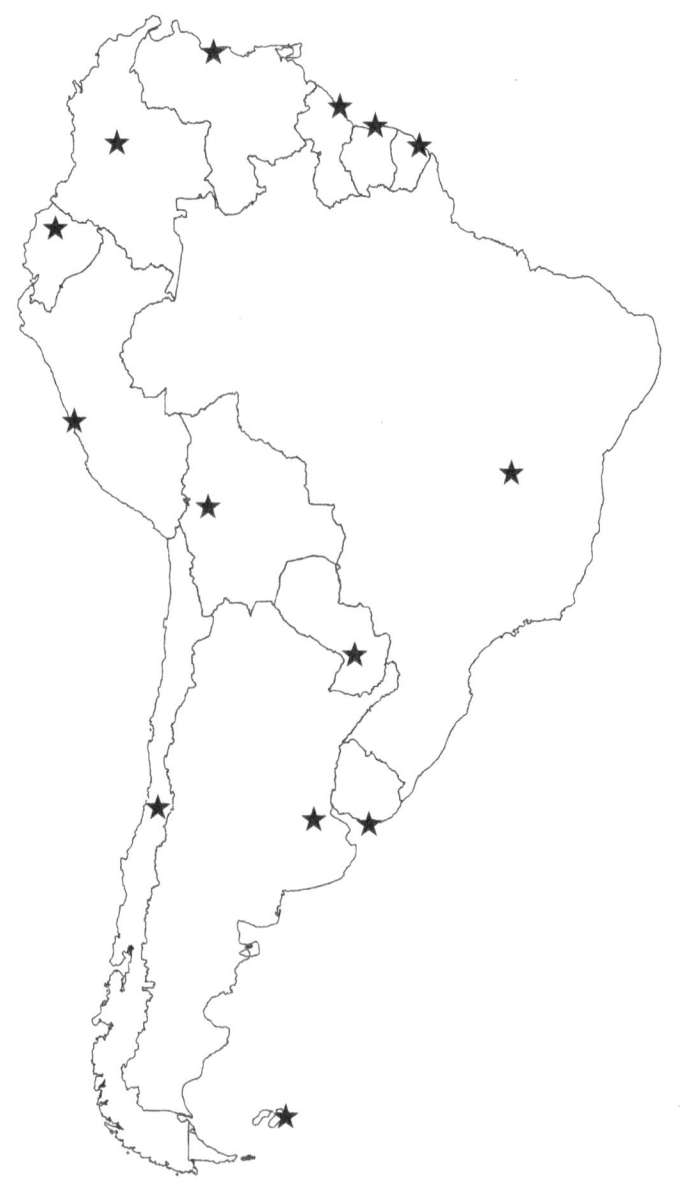

AUFGABE 6

Sie wünschen sich mal eine richtige Herausforderung? Nun, dann hätten wir hier eine knifflige Liste (sofern Sie sich nicht in der Kultur Südamerikas bereits bestens auskennen).

Lernen Sie diese Liste von Gottheiten der Azteken, Maya und Inka auswendig. Die Reihenfolge ist nicht von Bedeutung.

- ▶ Aknah
- ▶ Apu Punchau
- ▶ Bacabes
- ▶ Catequil
- ▶ Chalchiuhtlicue
- ▶ Chasca
- ▶ Coatlicue
- ▶ Hunab Ku
- ▶ Inti
- ▶ Itzamna
- ▶ Ixazaluoh
- ▶ Ixchel

- ▶ Kukulkan
- ▶ Mama Quilla
- ▶ Manco Capac
- ▶ Pachacamac
- ▶ Pachamama
- ▶ Quetzalcoatl
- ▶ Tezcatlipoca
- ▶ Tlaloc
- ▶ Viracocha
- ▶ Xiuhtecuhtli
- ▶ Xochipilli
- ▶ Xochiquetzal

Wenn Sie sich sicher fühlen, decken Sie die Liste ab und versuchen Sie, alle 24 Gottheiten aufzuzählen.

AUFGABE 7

Merken Sie sich innerhalb von zwei Minuten so viele Bilder wie möglich. Wenn die Zeit abgelaufen ist, schreiben Sie alle Bilder auf, die Ihnen in Erinnerung geblieben sind.

AUFGABE 8

Decken Sie das untere Bild ab. Studieren Sie das obere Bild einige Minuten lang, decken Sie es dann ab und decken Sie das untere Bild auf. Finden Sie die zehn Unterschiede? (Lösung auf der nächsten Seite)

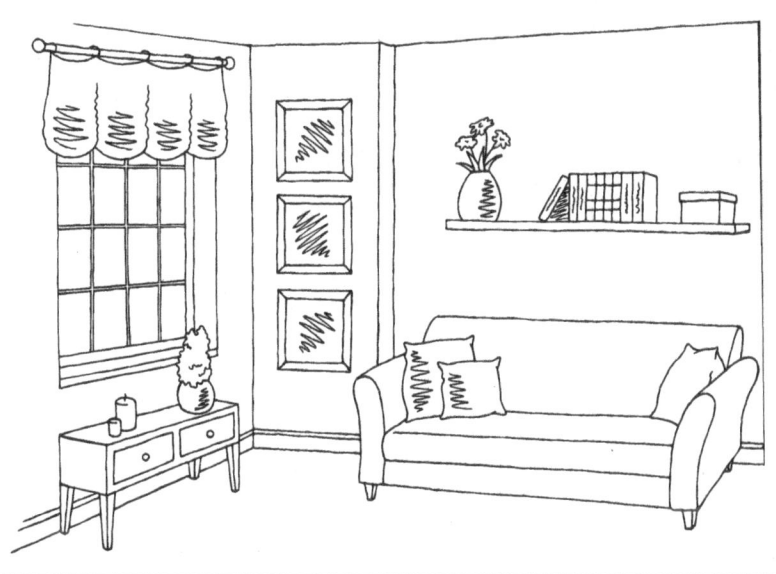

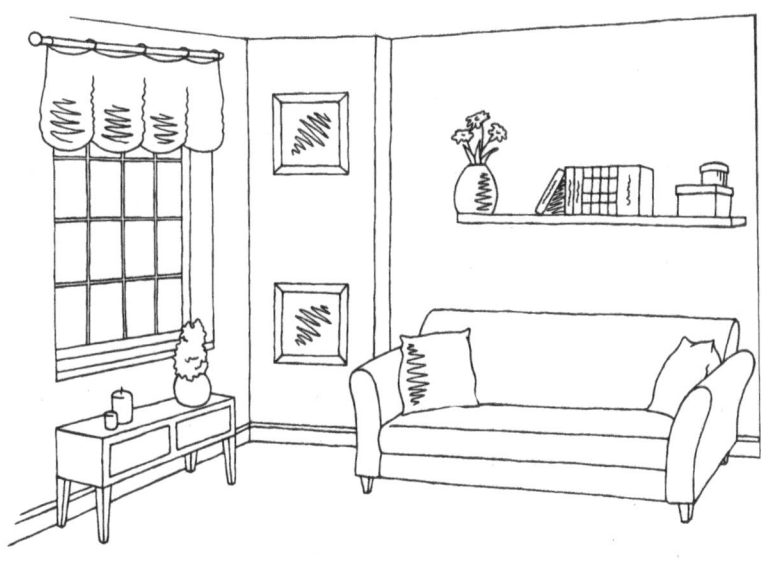

LÖSUNGEN

In den meisten Fällen finden Sie die Antwort auf die Fragen in den Übungen ganz einfach, indem Sie sich noch einmal das Ausgangsmaterial ansehen, das Sie sich einprägen sollten. Bei den »Finden Sie den Unterschied«-Rätseln war die Antwort möglicherweise nicht sofort klar, deshalb finden Sie hier die Lösungen (Änderungen sind unterstrichen).

TAG 10: ÜBUNG 1

» Es war das Jahr unseres Herrn Eintausendsiebenhundertund- fünfund<u>sechzig</u>. England erfreute sich damals wie noch heute der Gnade geistiger Offenbarungen. Mrs <u>Northcott</u> hatte eben ihren gebenedeiten fünfundzwanzigsten Geburtstag zurückge- legt, auf dessen erhabenes Herannahen ein prophetischer Leib- <u>wächter</u> die Welt durch die Ankündigung hingewiesen hatte, man möge sich darauf gefasst halten, dass London und <u>Wim- bledon</u> von der Erde verschlungen werden würden. Sogar der Hahnen<u>stieg</u>geist war erst seit einem Dutzend <u>Monaten</u> zur Ruhe gebracht, nachdem er seine Botschaften in derselben Weise, wie seine übernatürlich unoriginellen Nachfolger erst im letztabgelaufenen Jahr noch getan, durch Klopfen kund- gegeben hatte. Botschaften im <u>himmlischen</u> Sinn des Wortes waren jüngst der englischen Krone und <u>Obrigkeit</u> von einem Kongress britischer <u>Bürger</u> in Amerika zugegangen und haben seltsamerweise einen weit wichtigeren Einfluss auf das mensch- liche Geschlecht geübt als alle Mitteilungen, die seitdem von der Sippe der <u>Enten</u>gassengeister hervorgegackert worden sind.« «

LÖSUNGEN

ZUSÄTZLICHE ÜBUNGEN 8

Die Unterschiede zwischen den Bildern sind markiert.

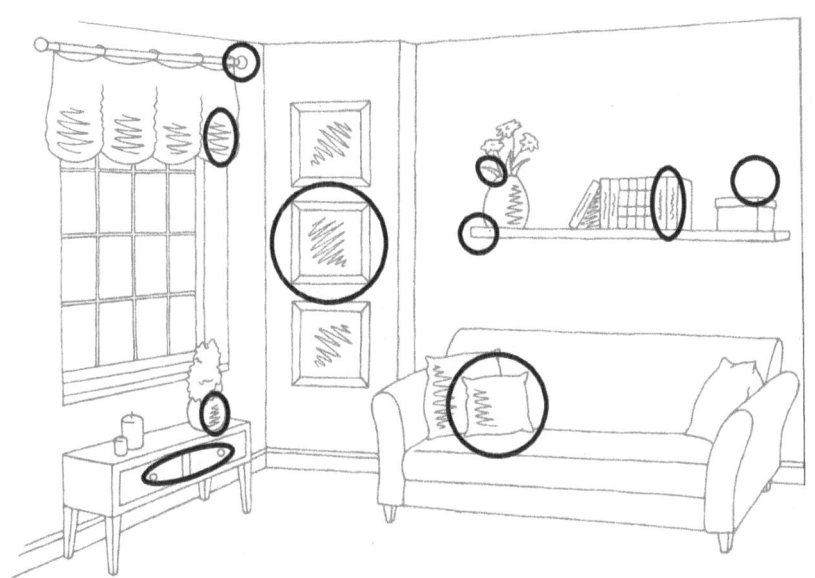